汉竹编著·健康爱家系列

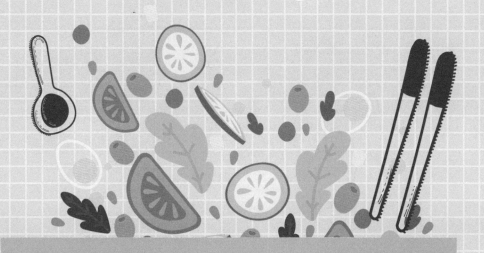

孕期
控糖饮食

左小霞　闫旭 / 主编

江苏凤凰科学技术出版社

全国百佳图书出版单位

·南京·

图书在版编目（CIP）数据

孕期控糖饮食 / 左小霞，闫旭主编 . — 南京：江苏凤凰科学技术出版社，2022.9（2024.10 重印）

（汉竹·健康爱家系列）

ISBN 978-7-5713-2838-2

Ⅰ.①孕… Ⅱ.①左… ②闫… Ⅲ.①妊娠合并症 - 糖尿病 - 食物疗法 Ⅳ.① R247.1

中国版本图书馆 CIP 数据核字 (2022) 第 042428 号

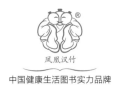

中国健康生活图书实力品牌

孕期控糖饮食

主　　　编	左小霞　闫　旭	
编　　著	汉竹	
责 任 编 辑	刘玉锋	
特 邀 编 辑	张　瑜　仇　双　郭　搏	
责 任 校 对	仲　敏	
责 任 监 制	刘文洋	

出 版 发 行	江苏凤凰科学技术出版社
出版社地址	南京市湖南路 1 号 A 楼，邮编：210009
出版社网址	http://www.pspress.cn
印　　刷	南京新世纪联盟印务有限公司

开　　本	720 mm×1 000 mm　1/16
印　　张	11
字　　数	220 000
版　　次	2022 年 9 月第 1 版
印　　次	2024 年 10 月第 6 次印刷

标 准 书 号	ISBN 978-7-5713-2838-2
定　　价	39.80 元

图书如有印装质量问题，可向我社印务部调换。

导读

在许多人的观念里，孕妈妈就要多补充营养，毕竟"一个人吃，两个人补"嘛！

很多人会认为，糖尿病患者的饮食要乏味寡淡很多，毕竟要遵循"少油、低盐、低糖"的饮食原则。

可是，当孕妈妈遇到糖尿病，又要如何取舍呢？是为了胎宝宝的健康发育而补呢？还是为了控糖而减呢？

其实，没必要做出这样非此即彼的选择。

本书除了让孕妈妈对妊娠糖尿病有一些了解以外，更重要的是告诉孕妈妈如何能吃得丰富、吃得营养、吃得科学、吃得愉快。本书还特别推荐了适合血糖高的孕妈妈食用的优质食材、简单易做的食谱和每日需要摄取的多种营养素，让孕妈妈每日的进餐搭配有了更多的选择。

另外，本书为了让血糖高的孕妈妈（以下简称"糖妈妈"）更安心，不仅介绍了孕期如何进行控糖饮食，而且还从运动、产后调理等方面给予"糖妈妈"更多的指导和呵护，让"糖妈妈"能够更加健康、愉快地度过孕期，开开心心地迎接妈妈的新身份！

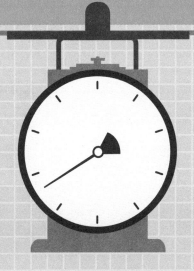

常见食物 GI 值

GI，中文全称是血糖生成指数，它是人体食用一定量含糖食物后引起餐后血糖反应的一个指标，表示含 50 克有价值的碳水化合物的食物和相当量的葡萄糖相比，在一定时间内（一般为 2 小时）体内血糖应答水平的百分比值。

一般认为，当血糖生成指数在 55 以下时，该食物为低 GI 食物；当血糖生成指数在 55~70 时，该食物为中等 GI 食物；当血糖生成指数在 70 以上时，该食物为高 GI 食物。食物的血糖生成指数受多方面因素的影响，如受食物中碳水化合物的类型和结构、食物的化学成分和含量以及食物的物理状况和加工制作过程的影响。

高 GI 的食物，进入胃肠后消化快、吸收率高，葡萄糖释放快，葡萄糖进入血液后峰值高；低 GI 食物，在胃肠中停留时间长、吸收率低，葡萄糖释放缓慢，葡萄糖进入血液后的峰值低，下降速度慢。食物血糖生成指数可以用于对糖尿病患者、高血压患者和肥胖者的膳食管理。

常见食物 GI 值一览表[1]

食物	GI 值
糖类	
葡萄糖	100
绵白糖	84
蔗糖	65
果糖	23
乳糖	46
麦芽糖	105
蜂蜜	73
胶质软糖	80
巧克力	49

[1]本书部分数据来源于《中国食物成分表：标准版》第 6 版。

食物	GI 值
谷类及制品	
小麦（整粒，煮）	41
粗麦粉（蒸）	65
面条（强化蛋白质，细）	27
面条（全麦粉，细）	37
通心面（管状，粗）	45
面条（小麦粉，硬、扁、粗）	46
面条（硬质小麦粉，加鸡蛋，粗）	49
面条（硬质小麦粉，细）	55
馒头（富强粉）	88
烙饼	80
油条	75
大米粥	69
大米饭（粳米，精米）	90
稻麸	19
糯米饭	87
大米糯米粥	65
黑米粥	42
大麦（整粒，煮）	25
大麦粉	66
黑麦（整粒，煮）	34
玉米（甜，煮）	55
玉米面（粗粉，煮）	68
玉米面粥	50
玉米糁粥	51
玉米片	79
小米粥	60
米饼	82
荞麦（黄）	54
荞麦面条	59
荞麦面馒头	67
燕麦麸	55

食物	GI 值
薯类、淀粉及制品	
马铃薯	62
马铃薯（煮）	66
马铃薯（蒸）	65
马铃薯（用微波炉烤）	82
马铃薯（烧烤，无油脂）	85
马铃薯泥	87
马铃薯粉条	13.6
甘薯（山芋）	54
甘薯（红，煮）	77
藕粉	33
炸薯条	60
粉丝汤（豌豆）	32

食物	GI 值
豆类及制品	
黄豆（浸泡）	18
黄豆（罐头）	14
豆腐（炖）	32
豆腐（冻）	22
豆腐干	24
绿豆	27
绿豆挂面	33
蚕豆（五香）	17
扁豆	38
扁豆（红，小）	26
扁豆（绿，小）	30
鹰嘴豆	33
四季豆	27
豌豆	42
芸豆	24

食物	GI 值
蔬菜类	
胡萝卜	71
南瓜	75
山药	51
雪魔芋	17
芋头	48
芦笋	15
西蓝花	15
菜花	15
芹菜	15
黄瓜	15
茄子	15
莴笋	15
生菜	15
青椒	15
番茄	15
菠菜	15

食物	GI 值
水果类及制品	
苹果	36
梨	36
桃	28
杏干	31
李子	24
樱桃	22
葡萄	43
葡萄干	64
猕猴桃	52
橘子	43
柚子	25
菠萝	66
芒果	55
香蕉	52
西瓜	72
哈密瓜	70
枣	42
乳及乳制品	
牛奶	27.6
全脂牛奶	27
脱脂牛奶	32
低脂奶粉	11.9
降糖奶粉	26
酸奶（加糖）	48
酸乳酪（普通）	36
酸乳酪（低脂）	33
酸乳酪（低脂，加人工甜味剂）	14

目录

第一章
妊娠糖尿病不要怕，控糖、营养一起抓

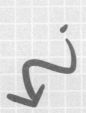

第二章

早诊断早监测，
控糖要趁早

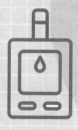

第三章

不用饿，吃对也能控血糖

第四章
适量运动，
辅助降血糖

第五章
重视产后调理,控血糖不留病

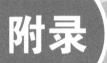

附录

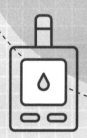

孕期要
定期产检

"糖妈妈"
家中要常备
一个血糖仪

▶▶ 　早诊断
　　早监测 　　　　　　　　　　　不用饿
　　　　　　　　　　　　　　　　控血糖

☑ 蔬菜、水果
☒ 高糖食物 　　　　　饮食上要加
☒ 挨饿控糖 　　　　　　　　　以控制

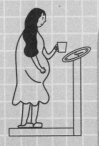

适量
运动 　　　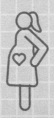

要注重孕期
体重管理

产后
调理 　　▶▶

第一章
妊娠糖尿病不要怕，控糖、营养一起抓

　　孕妈妈血糖偏高的情况比较常见，一般通过合理的治疗是可以控制的，若控制得不理想，也有可能发展成妊娠糖尿病。作为血糖高的孕妈妈，在控制血糖的同时，还要注意科学均衡的营养摄入，保证孕妈妈的身体健康和胎宝宝的正常发育。也就是说，血糖高的孕妈妈要控糖和营养摄入一起抓，这才是正确防治妊娠糖尿病的做法。

孕妈妈请留步，先来了解下妊娠糖尿病

　　糖尿病对于现代人来说一点儿都不陌生，孕妈妈在做产检的时候也会有相关的检查。妊娠糖尿病，是女性在怀孕前未确诊，而在怀孕时才发现血糖过高的一种妊娠期特发的并发症。

妊娠糖尿病其实很常见

　　在现代社会，妊娠糖尿病很常见。这与人们的生活方式有很大关系，动得少、吃得精、孕妈妈年龄偏大等都是妊娠糖尿病高发的原因。妊娠糖尿病对孕妈妈和胎宝宝都有影响，但通过控制饮食、适当运动以及采取医生推荐的治疗方案，大部分是可以控制的。

妊娠糖尿病要重视

　　虽然妊娠糖尿病比较常见，但也要引起孕妈妈的重视。在确诊了妊娠糖尿病后，孕妈妈的检验单上常常会出现"高危妊娠"的字样。这是因为一旦妊娠糖尿病控制得不理想，对孕妈妈和胎宝宝都会产生影响。所以，在确诊后，孕妈妈一定要遵循医嘱进行监测和治疗。

妊娠糖尿病对孕妈妈的影响

　　患有妊娠糖尿病且控制不理想的孕妈妈，易出现并发症，如高血压、羊水过多、感染等，严重的还可能出现早产等状况。

妊娠糖尿病对胎宝宝的影响

　　患有妊娠糖尿病且控制不佳时，胎宝宝会长时间处于高血糖的环境中，使得胎宝宝的发育受到影响，容易出现体重在4千克以上的巨大儿，还会增加胎宝宝出生后糖尿病、肥胖的发病率。

孕期血糖高，就一定是妊娠糖尿病吗

怀孕后单纯依靠血糖升高这一症状，是不能确诊妊娠糖尿病的。是否确诊患有妊娠糖尿病有明确的诊断标准，孕妈妈需要在怀孕后的第24~28周做糖耐量的检测，才能确诊是否患有妊娠糖尿病。

妊娠糖尿病标准

口服75克葡萄糖耐量测试（OGTT）：空腹血糖≥5.1毫摩尔／升；OGTT 1小时血糖≥10毫摩尔／升；OGTT 2小时血糖≥8.5毫摩尔／升。

根据相关标准，符合上述血糖值之一即诊断为妊娠糖尿病。

有些孕妈妈血糖会升高，而有些却不会

在正常情况下，大多数孕妈妈的机体会额外产生更多的胰岛素来维持身体的正常血糖水平。但也有一部分孕妈妈，即使机体产生额外的胰岛素，也不能维持正常的血糖水平。这使得有些孕妈妈在怀孕后血糖会升高；而有些孕妈妈却不会出现血糖升高，或最初血糖升高后又恢复到正常的平稳状态。

妊娠结束后血糖还会高吗

一般情况下，血糖高的孕妈妈在产后血糖就会逐渐地恢复正常。但要注意，曾患过妊娠糖尿病的孕妈妈，产后也不要放松控糖和控制体重。因为，妊娠期血糖高的孕妈妈在生产后的几年里血糖出现代谢异常的概率较高。研究显示，患有妊娠糖尿病的孕妈妈生产后发生2型糖尿病的风险要比正常产妇高。

怀孕后怎么就血糖高了

怀孕后孕妈妈的身体产生了很大的变化，这些变化不仅体现在体重、饮食等方面，代谢、激素分泌等方面也是有变化的。而正是这些变化导致部分孕妈妈的血糖水平持续增高，从而患上妊娠糖尿病。另外，一些个体原因，如孕龄大、体重增长过多、遗传史、既往病史等也是原因之一。

年龄大的孕妈妈要注意

对于中国女性来说，怀孕的较佳年龄是 24~29 岁，怀孕时年龄太小或太大都容易出现这样或那样的问题。一般情况下，怀孕年龄在 33 岁以上，尤其是 35 岁以上的高龄产妇，患妊娠糖尿病的风险会增大。

有这些情况，一定要重视

有些孕妈妈会在孕期患妊娠糖尿病，而有些则不会。哪些孕妈妈易患妊娠糖尿病？其实还是有迹可循的。比如，有一些特殊情况的女性，在怀孕后患妊娠糖尿病的概率就比其他女性要高。所以，在第一次产检时有以下情况的孕妈妈要和医生交代清楚，以方便医生制订预防或治疗方案。

- 孕前肥胖
- 孕龄大于 30 岁
- 孕前就患有 1 型或 2 型糖尿病
- 此次孕前生育过体重超过 4 千克的巨大儿
- 父母或兄弟姐妹患有糖尿病
- 有过反复的自然流产或不明原因的不良孕史
- 以往患有多囊卵巢综合征
- 此前有过怀孕史，且有过妊娠糖尿病史或妊娠期血糖较高

不能一味地吃

有些孕妈妈在知道自己怀孕后，为了给胎宝宝发育提供更多、更好的营养支持，开始补充营养或增加食量。其实，在怀孕早期，母体所需要的营养总量和能量并没有明显增加。这个时期就开始过度补充营养或贸然增加食量，对本身血糖水平偏高或有妊娠糖尿病危险因素的孕妈妈来说，无疑会大大增加妊娠糖尿病的发病概率。

确诊了妊娠糖尿病的孕妈妈更要管住嘴，控制血糖首先就要从"吃什么、怎么吃"开始。

吃什么

孕妈妈在吃什么方面就要注意了，饮食结构合理、营养摄入均衡、合理控制母婴体重增长是孕妈妈的饮食原则。血糖高的孕妈妈的膳食需求原则，是在保证胎宝宝正常生长发育的前提下，将孕期血糖和体重增长控制在合理的范围内。

怎么吃

孕妈妈要正确解读"一人吃两人补"，因为在很多情况下完全没必要多吃。胎宝宝所需要的营养是有限的，孕妈妈吃太多食物反而会给自己和胎宝宝造成负担。如果吃得不合理、不科学，很容易造成体重超标，对孕妈妈和胎宝宝都有影响。

妊娠期血糖高的孕妈妈更要注意怎么吃。少食多餐不仅是糖尿病患者的饮食方式，更是"糖妈妈"的饮食原则之一。

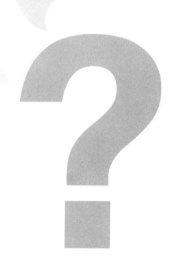

体重超标了

　　怀孕确实会让孕妈妈的体重有所增加，但体重增加的速度、时间段都是有标准的。虽然每次产检都会称体重，但是在两次产检之间的时间里，饮食控制不好，也会明显增重，长此以往，体重会严重超标，从而给孕妈妈和胎宝宝带来不利影响。孕妈妈可千万要重视自己的体重。

体重超标会引起很多问题

　　孕妈妈大吃特吃，容易使血液中的血糖快速上升，引发妊娠糖尿病，还可能导致胎宝宝长得过大，出生后血糖偏低等情况发生。胎宝宝长得过大还会造成分娩困难，影响到母婴健康。

　　怀孕期间如果体重增长过快，还容易发生妊娠高血压等疾病，对母婴健康也会有影响。而且，孕妈妈体重增加超过正常值过多，还会影响产后的身体恢复。

衡量体重的标准——BMI

　　BMI即身高体重指数，简称"体质指数"或"体重指数"，是反映机体肥胖程度的指标。

　　计算公式为：BMI=体重（千克）÷身高（米）^{2}

　　孕妈妈保持正常体重增长主要有两个途径：遵循医生的要求，健康饮食；规律、适量的运动。

妊娠期妇女体重增长范围和妊娠中晚期每周体重增长推荐值[1]

妊娠前体质指数分类	总增长值范围（千克）	妊娠早期增长值范围（千克）	妊娠中晚期每周体重增长值均值及范围（千克）
低体重（BMI＜18.5千克/米^2）	11~16	0~2	0.46（0.37~0.56）
正常体重（18.5千克/米^2≤BMI＜24千克/米^2）	8~14	0~2	0.37（0.26~0.48）
超重（24千克/米^2≤BMI＜28千克/米^2）	7~11	0~2	0.3（0.22~0.37）
肥胖（BMI≥28千克/米^2）	5~9	0~2	0.22（0.15~0.3）

注意

 影响妊娠期体重增长速度的因素

1. 生理性增重。随着妊娠的发展，孕妈妈子宫不断增大会造成体重增加。

2. 能量的摄入。能量摄入多少与孕期体重的增长速度相关。

3. 身体活动。缺少身体活动是体重增加过多和妊娠糖尿病发生的主要原因之一。

4. 生活行为方式。孕前高糖、高脂肪的饮食习惯延续到孕期，将影响到孕期体重。

①数据来源参照中国营养学会2021年发布的《中国妇女妊娠期体重监测与评价》。

体重超标者不宜吃的
几种食物

巧克力　　　饼干　　　油炸食物　　奶油蛋糕　　糖果

孕妈妈体重增长的目标

　　孕期体重增长是正常的，即使怀孕前已经超重，怀孕期间也还是要增长一些体重的。孕期体重增长的目标值主要取决于怀孕前的体重。在确认了自己怀孕前体重的标准后，和医生讨论一下孕期的增重目标，然后开始有计划地控制体重增长的速度。

体重管理意义重大

注意

　　由于超重和肥胖本身是妊娠糖尿病的危险因素，体重管理应尽早进行，尤其是孕前就存在超重或肥胖、消瘦或合并其他代谢紊乱的孕妈妈更应该将体重管理提前，情况严重者甚至应该提前到备孕期。对于血糖高的孕妈妈来说，体重管理意义重大，应该尽量使体重控制在合适的范围内。

 医生贴心叮嘱

孕晚期体重增长比孕早期快很多，要更严格地控制体重

孕晚期，孕妈妈体重增加的部分中有一大部分是因为胎宝宝的体重在增加。在孕期的最后 3 个月，每周增重 0.2~0.5 千克是正常的。

 宜循序增重　　　 忌体重波动大

孕妈妈应随着孕期和自身身体状况循序增重。怀孕的每个阶段，孕妈妈的体重增长速度也应该有所变化。这样控制体重，才有助于控制血糖，保证母婴健康。

孕妈妈的体重增加过快，或在该增重的时候反而体重下降，对孕妈妈和胎宝宝的健康都有很大影响。而且，这种体重波动过大很多时候都伴随着血糖控制不理想的情况。

"糖妈妈"会有些不舒服

妊娠糖尿病早期，孕妈妈可能并没有什么明显的症状，只有在进行相关检查时才会发现是否血糖偏高。还有一些孕妈妈早期并没有发现血糖偏高，当血糖高到一定界限时，会出现易饥饿、口渴、多尿、偶尔头晕等不适，孕妈妈可千万不要忽视。

好饿，好饿

饥饿感是妊娠糖尿病早期常见的症状，但许多人认为孕妈妈是"一个人的嘴巴，两个人的饭量"，所以感到饥饿很正常，也正是因为如此，这个症状常常会被很多孕妈妈忽略。约有一半的"糖妈妈"饭量比以前增大，甚至进食量比同样孕周的孕妈妈要多，但仍有饥饿感。

尿频

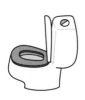

当体内血糖升高到一定界限时，人体为了保护自己，会通过尿液排出多余糖分。所以，有些孕妈妈在血糖升高后，会出现尿量明显增多的症状，而且是白天、夜间尿次和尿量都增多。

当然，随着妊娠期的发展，胎宝宝的不断发育长大，会对母体的膀胱等有一定的压迫，也会让孕妈妈出现尿频的症状。所以，要注意观察，做出区分。

口渴

在妊娠糖尿病的早期，孕妈妈常常容易出现不明原因的口渴，就算是不停喝水仍会不时感到口干。所以，孕妈妈如果出现这种症状，就要引起注意了。同时，因为口渴导致饮水量增多，加上胎宝宝压迫膀胱，孕妈妈会时常感到有尿意，上厕所的次数大大增加。

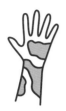

好像哪里都痒

妊娠糖尿病常伴随没有明显原因的皮肤瘙痒。冬天皮肤易干燥，夏天有蚊虫叮咬，都会引起皮肤瘙痒，因此这个症状也常常被忽视，孕妈妈一定要注意区分。

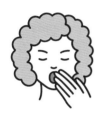

总感觉累

对于孕妈妈来说，随着孕期的增加常常会产生疲乏感，但这种状况也有可能是血糖升高导致的。所以，当孕妈妈时常感到劳累时，需要观察自己是否同时出现了其他妊娠糖尿病的症状。

头忽然好晕

不要以为糖尿病是血糖高，就不会出现低血糖的症状。一些患有妊娠糖尿病的孕妈妈也会出现饭前低血糖的症状，比如饭前头晕、出虚汗、乏力等。

体重增长过快或突然下降

大多数孕妈妈的体重会随着孕期的增加而增加，但是体重增加过快或在应该增长的时期却突然下降，都有可能是一种危险信号。孕妈妈过度肥胖可能引起很多问题，比如血糖升高、高血压等。而孕妈妈在孕期体重不增反降，有可能是已经患上了妊娠糖尿病，一定要及时去医院进行相关检查。

妊娠糖尿病是"高危"吗

对妊娠期血糖偏高的孕妈妈来说，如果血糖控制得不理想，会引起一些并发症，对母婴的健康产生影响。但是，如果通过适当的治疗方法将血糖控制在理想范围，那么妊娠糖尿病也并不那么可怕。

控糖不理想对胎宝宝有影响

如果孕妈妈血糖过高，那么母体内额外的葡萄糖就会输送给胎宝宝，从而会给胎宝宝带来一些健康方面的影响。

影响胎宝宝的发育

孕妈妈在妊娠期不同阶段血糖升高对胎宝宝的影响不同，如果将血糖控制在正常值或接近正常值的水平，这种影响将明显降低。

增加巨大儿的风险

孕妈妈的血糖控制不佳时，会使胎宝宝长期处于高血糖的状态，刺激胎宝宝在生长发育过程中大量囤积脂肪，发育成巨大儿；也有可能导致胎宝宝肩膀过宽。

控糖不理想对孕妈妈也有影响

妊娠糖尿病属于高危妊娠，如果血糖控制不理想对孕妈妈也会产生一些不利影响，易引起一些并发症，对分娩也有影响。

容易引发糖尿病并发症

孕妈妈若血糖偏高，血管很容易产生变化，从而容易引起妊娠糖尿病并发高血压，大大增加了控制血糖和血压的难度。

影响分娩

孕晚期，如果孕妈妈血糖控制不理想，易造成羊水过多。子宫内羊水过多会影响到孕妈妈的正常呼吸。严重时，羊水过多也可能会引起早产。

控糖不理想还可能影响新生儿

孕妈妈的血糖长期偏高，胎宝宝长期处于这种高血糖的环境中，不仅会影响其生长发育，在出生后也会受影响。

新生儿低血糖

胎宝宝长时间处于高血糖环境中，在发育过程中会产生一定的适应机制。分娩后，宝宝无从获得过多的葡萄糖，而身体机制还没有调整过来，便会出现新生儿低血糖。这时就需要给予静脉滴注葡萄糖，使宝宝的血糖维持在一个正常的水平。

糖尿病发生率增高

有研究表明，"糖妈妈"生出的宝宝在成长过程中患糖尿病的概率要高于其他宝宝，且发病年龄较提前。所以，在宝宝出生后的成长过程中，都要保持健康的饮食和适量的规律运动；坚持控制体重，从而降低患有肥胖和2型糖尿病的风险。

多加注意，避免危害

患了妊娠糖尿病也不必过分担心，如果"糖妈妈"能够关注以下这些方面，是可以避免妊娠糖尿病对孕妈妈、胎宝宝和新生儿的影响的。

- 调整饮食和生活习惯
- 遵循医生的建议，有规律地进行血糖监测
- 遵循医生的建议，定期随诊
- 如果有必要，遵医嘱进行药物治疗

成了"糖妈妈"，应该注意什么

虽然都是糖尿病，但患有妊娠糖尿病的孕妈妈在糖尿病患者群中还是比较特殊的一部分，所以在治疗和饮食方面也比较特别。因为，"糖妈妈"不仅要注意控制血糖、体重和血压等，还要考虑孕妈妈自身在妊娠期的营养需求和胎宝宝生长发育的需要。

少饮少食不可取

控制血糖和体重重要的一点就是控制饮食，但"糖妈妈"一味地少饮少食是不可取的。"糖妈妈"通过饮食来控糖，要以保证自身健康和胎宝宝生长发育的营养需求为基础。若盲目减少总能量的摄入，使摄入总量低于所需水平，会影响到胎宝宝的生长发育，引起胎宝宝营养不均衡或其他并发症。

递增式能量摄入

"糖妈妈"可以根据妊娠前的体重指数（BMI）、饮食习惯等制订个性化食疗方案。但为了满足"糖妈妈"和胎宝宝的能量需求，应采取递增式能量摄入。在孕早期每天的能量摄入不低于7116千焦，到了孕晚期每天的能量摄入不低于9209千焦。不过这只是一个参考，能量摄入的具体递增过程，要咨询医生，根据个人实际情况制订。

控制体重很重要

孕妈妈随着孕周的增加，体重会有规律地增加，"糖妈妈"也一样。虽然孕期患有糖尿病并不是体重增加的绝对原因，但如果不合理地控制体重，却有可能引发"糖妈妈"的并发症。所以，"糖妈妈"控制体重很重要。

血糖低了也不好

有些"糖妈妈"的情况需要用到胰岛素进行治疗，如果治疗不当很可能会引发低血糖。要知道，孕期低血糖对母婴的健康都有影响。所以，随时监测血糖对"糖妈妈"很重要。另外，有些"糖妈妈"盲目节食可能也会导致低血糖，这是不可取的。

选择适合的运动方式

"糖妈妈"通过饮食控制血糖的同时，还可以通过运动来控制血糖和体重。适合"糖妈妈"的运动方式是缓和、运动量适中的，比如散步。而且，运动前一定要进行热身，结束时也要做一些缓和的整理运动，逐渐结束。

制订个性化运动方案

在运动种类、运动强度、锻炼持续的时间等方面，孕妈妈都要根据自身条件，做相应的调整，以平衡益处和不良影响。建议怀孕前习惯久坐的孕妈妈，应循序渐进地增加运动量。

咨询医生，安全第一

在选择运动项目前，孕妈妈一定要咨询医生，因为每个人的身体存在差异性，不是所有人都适合做运动。在运动的过程中，谨记自己是孕妇，运动不宜太剧烈、运动量不要太大。

务必做好热身运动

为了确保孕妈妈和胎宝宝的安全，一般在锻炼前要先做热身运动。热身运动提高了体温并增加了关节的活动范围，从而可以避免关节、韧带和肌肉损伤，也能保证胎宝宝不受伤害。

运动时长把握好

运动时长也要非常注意，过长或过短都不可取。较合适的运动时长是20~30分钟，中间可以有适当的休息。"糖妈妈"也不用每天坚持运动，每周保持一定的运动量就可以了。在准备采取运动辅助控制血糖前，一定要先咨询医生。

 医生贴心叮嘱

运动需谨慎

不是所有的"糖妈妈"都适合运动，一些已经出现了糖尿病并发症和医嘱保胎的"糖妈妈"就不能随意运动了。

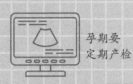
孕期要
定期产检

"糖妈妈"
家中要常备
一个血糖仪

早诊断
早监测

不用饿
控血糖

 蔬菜、水果
☒ 高糖食物
☒ 挨饿控糖

饮食上要加
以控制

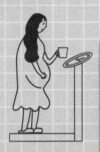
要注重孕期
体重管理

适量
运动

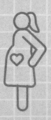

产后
调理

第二章
早诊断早监测，控糖要趁早

控糖并不是从确诊为妊娠糖尿病患者时才开始的，当血糖有升高迹象时就应采取相应的控糖措施，甚至早在备孕时就要有意识地关注自己的血糖情况，特别是孕前 BMI 值较高、有妊娠糖尿病高危因素的女性和准备怀孕的糖尿病患者。早诊断、早监测、早控制，才可能将影响降到最低。

早诊断

孕期血糖偏高和妊娠糖尿病的发生除了与遗传和孕妈妈自身因素有关外，还与孕妈妈在孕期的一些生活习惯有关。为了避免孕期高血糖对母婴健康的影响，应该尽早做好预防和诊断工作。

备孕时就要关注

为了避免孕期血糖问题带来的危害，在女性备孕时就要对自身的一些情况倍加关注了，比如体重、血糖水平、相关病史、怀孕年龄等。有些女性在怀孕前血糖就偏高，但并没有确诊为糖尿病，在怀孕后随着孕期的身体变化很容易发展成为妊娠糖尿病。孕前就做好预防措施，对怀孕期间的控制和治疗都有很大帮助。

超重者要做"糖筛"

BMI 值超过 25 的女性，且有一个或以上其他糖尿病危险因素的无症状者，不论年龄大小，孕前均应该进行检查，以评估未来患妊娠糖尿病的风险。

有糖尿病史的孕妈妈更要注意

有些女性在怀孕前就已经确诊了糖尿病，那么在备孕期间就更要注意了。最好在孕前进行一次系统的全身检查，并向医生详细咨询怀孕可能对糖尿病病情的影响。另外，已经在使用药物治疗糖尿病的女性，在怀孕前一定要找产科和内分泌科的医生一起评估糖尿病的危重程度，进行母胎风险评估。

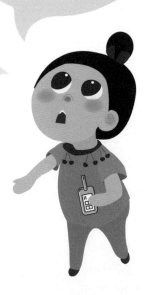

按照标准早诊断

一般情况下，确诊妊娠糖尿病，要在孕期的 24~28 周，到医院进行口服葡萄糖耐量试验。但在那之前，孕妈妈也可以在平时多关注自己身上出现的症状，来判断自身的血糖水平是否已经出现了异常。

从平时症状出发

糖尿病患者或血糖偏高者一般情况下会出现"三多一少"的症状，即多尿、多饮、多食和体重减少，"糖妈妈"也不例外。除此以外，胃肠道功能紊乱、视力下降、手足麻木、排尿困难、皮肤瘙痒、容易感染、反应性低血糖、无症状的体重减轻等症状都有可能是血糖水平异常的表现。另外，体重波动很大的孕妈妈在到医院进行产检时，也应该把血糖水平作为重点检查对象。

较瘦的孕妈妈也会成为"糖妈妈"

肥胖只是孕期血糖异常的高危因素之一，还有其他的高危因素，例如高血压、糖尿病家族史、高龄妊娠等，所以较瘦的孕妈妈不一定没有妊娠糖尿病，较胖的孕妈妈也不一定有妊娠糖尿病，不能通过体形来区分，而是要通过口服葡萄糖耐量试验检查来诊断。

到医院检查

如果想要早早地准确知道自己的血糖水平是否正常，除了用家用血糖仪监测外，建议无论是否出现可能是妊娠糖尿病的症状，在未确诊前都应该在医院进行口服葡萄糖耐量试验来诊断。

诊断方法早掌握

孕妈妈可以通过两种方法来监测自己的血糖水平是否异常，一种是自备家用血糖仪进行监测，制订一个小的监测周期，将监测值记录下来，与医生讨论；另一种是出现较明显症状时，与医生讨论做口服葡萄糖耐量试验。

自我监测有范围

孕妈妈可以自备家用血糖仪，按照说明书上的时间和方法进行自我监测，并将监测值记录下来。在一个小的监测周期后，将监测记录与医生进行讨论。尽管一天中人的血糖会有所变化，但每个时间点都有一个正常范围，只要监测血糖值在该范围内就是正常，如果超出这个范围，要及时联系医生，调整方案。

医生检查很重要

如果孕妈妈在第一次产检前就感觉自己有血糖异常的症状，那么在第一次产检时就要与医生进行讨论，是否要进行口服葡萄糖耐量试验。

诊断时间有讲究

妊娠糖尿病对孕妈妈和胎宝宝的身体健康都有影响，所以要尽早对自己的血糖进行监测。特别是在孕前就有血糖过高、身体肥胖或患有糖尿病的准妈妈们，在怀孕前就要和医生沟通好。

另外，孕妈妈在第一次产检时，如果血糖值不正常，就要采取监测措施了。妊娠期首次发现血糖升高已达到糖尿病标准，就要进行妊娠糖尿病的诊断了。

进行糖尿病筛查的几个阶段

孕前	备孕时就进行糖尿病筛查
怀孕早期	出现某些糖尿病的症状时进行血糖检查
怀孕中、晚期	怀孕 24~28 周时，在产检时进行血糖检查

口服葡萄糖耐量试验时需要注意的问题

口服葡萄糖耐量试验是用来了解胰岛 β 细胞功能和机体对血糖的调节能力，是诊断糖尿病的确诊试验。要进行口服葡萄糖耐量试验，有些事项是需要注意的：

1
在试验前和试验后都要保证碳水化合物每天的摄入量在150克以上。

2
在试验前有些药物要停用，比如利尿剂等，一些糖皮质激素也要停用。

3
在试验前的8~12个小时内，最好禁食，保证试验时是空腹状态。

4
从试验前到试验结束的3个小时内，不能进行剧烈运动，也不能摄入咖啡、茶等。

口服葡萄糖的方法

将75克的纯葡萄糖溶于300毫升水中，5分钟内喝完，自开始口服葡萄糖水开始计时，分别于1小时和2小时进行静脉抽血，监测血浆葡萄糖浓度。

参考值范围

空腹血糖 ≥ 5.1毫摩尔/升；OGTT1小时血糖 ≥ 10毫摩尔/升；OGTT2小时血糖 ≥ 8.5毫摩尔/升。

必要时需再查

如有妊娠糖尿病的高危因素，或者孕期体重增长过快、羊水过多、反复尿糖阳性等情况，必要时可在怀孕28~34周，再做一次口服葡萄糖耐量试验检查。

📋 **医生贴心叮嘱**

监测血糖要遵医嘱

在家中自测血糖，也要先咨询医生测量的时间、频率。在产检时，按照医生的要求进行口服葡萄糖耐量试验，同样是有必要的。

早监测

　　一不小心跨进了"糖妈妈"的行列，就要从根本上对自己的血糖重视起来了。按时监测自己的血糖水平，根据监测结果采取应对措施，保证母婴的安全健康。

重视监测准没错

　　孕妈妈出现血糖异常，在整个孕期就要严格遵照医生设计的治疗方案。无论是医生的治疗方案还是个性化的饮食和运动安排，都是基于孕期血糖监测的结果来制订和调整的。所以，了解一天不同时间段的血糖水平，不仅能帮助自己合理安排膳食和生活作息，还可以给医生设计治疗方案提供依据。孕妈妈应该重视对血糖水平的监测。

自我判断有标准

　　人的血糖在一天中是不断变化的，每一个时间点都有一个正常的范围。只要在这个时间点的监测值在正常范围内，都属血糖正常。但如果超出这个范围，就要及时和医生取得联系，以便适时调整治疗方案，控制血糖水平。

不同时间点血糖正常范围表

时间	血糖（毫摩尔/升）	血糖（毫克/分升）
空腹及餐前30分钟	3.3~5.3	60~95
餐后2小时及夜间	4.4~6.7	80~120

自我血糖监测有方法

用具
微量血糖仪、针头、血糖试纸、监测血糖水平表与进食食物记录表、酒精棉签、纸巾

方法
· 清洁双手
· 搓热采血的手指，并用酒精棉签消毒
· 用针头刺破手指末端
· 取血糖试纸，将一滴血滴于其上，等待结果
· 将血糖仪显示的结果记录在血糖水平表上

按时按点测血糖

根据医生的建议决定每天测血糖的时间，至少应该每天测 4 次血糖（早晨空腹、三餐后 2 小时血糖）。

必要时最好加测

如果孕妈妈血糖很高或在应用胰岛素治疗期间，还可能需要测夜间血糖，也就是睡前血糖或凌晨血糖，必要时加测三餐前血糖（三餐前、三餐后 2 小时及夜间共 7 次血糖）。

监测时也要注意的那些事儿

监测血糖的数据要相对准确，才能给医生制订治疗方案和安排孕妈妈的生活方式提供依据，所以那些会影响监测准确性的事情还是需要注意的。

如何才是空腹血糖

空腹血糖指的是禁食 8 小时以上，一般测定隔夜晚餐到早餐前的血糖水平，采血前不能用降糖药、不吃早餐、不运动。测空腹血糖必须在上午 8 点之前完成。在此之后，受生物钟的影响体内升糖激素已经逐渐升高，测得的血糖水平不能称为空腹血糖，只能称为随机血糖。

从第一口进食算起的餐后血糖

一般情况下，监测血糖都要测餐后血糖，主要指的是餐后 2 小时的血糖。值得注意的是，餐后血糖的监测时间是从进食第一口开始计时。不能从餐中和餐后开始计时，以免影响监测结果。

自测血糖，多方面要注意

在家自测血糖方便又快捷，但是孕妈妈要注意，市面上的血糖仪种类很多，使用方法也有差别。可咨询医生使用方法和血糖测量时间，并且一定要记录自测结果。另外，血糖仪在使用一段时间后，要进行校正。测试用的试纸条也要注意保质期和质量。这些都有可能影响监测结果。

孕期要
定期产检

"糖妈妈"
家中要常备
一个血糖仪

▶▶ 早诊断
早监测

不用饿
控血糖

☑ 蔬菜、水果
☒ 高糖食物
☒ 挨饿控糖

 饮食上要加
以控制

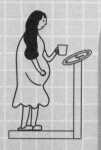
要注重孕期
体重管理

适量
运动

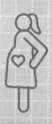

产后
调理 ▶▶

第三章
不用饿，吃对也能控血糖

　　孕妈妈控糖，管住嘴是最简单、直接的方法。但是管住嘴不等于饿肚子，而是要吃得好、吃得对、吃得巧，这就需要了解孕期控糖的原则。合理的餐次、均衡的营养、正确的烹饪方法、挑选合适的食材等，都能让孕妈妈在吃饱吃好的同时，将血糖控制在理想的范围。

"糖妈妈"饮食摄入六大营养素

想要控制血糖，有一些营养素需要减少摄入，如碳水化合物、饱和脂肪酸等。但也有一些营养素对控制血糖有一定的益处，应该注意不要缺乏。

碳水化合物必不可少

碳水化合物是身体中很多器官的主要能量来源，在体内释放能量快、供能快，对维持孕妈妈和胎宝宝神经系统和心脏等器官的正常功能有非常重要的意义。

摄入要适量

在制订膳食计划时应考虑碳水化合物的数量和种类。主食是碳水化合物的主要来源。血糖高的孕妈妈应保证每日三餐均要有主食，且根据自身情况来确定每餐的食用量。由于不同食物来源的碳水化合物在消化、吸收、食物相互作用等方面的差异，以及由此引起的血糖和胰岛素反应的区别，混合膳食可使糖的消化吸收减慢，有利于控制病情。

听医生建议定摄取量，在合理控制摄入总能量的基础上，摄入适量的碳水化合物有助于母婴健康，但过量摄入碳水化合物则会使血糖升高。所以，要根据医生建议适当限制碳水化合物的摄入。血糖高的孕妈妈需要摄入的碳水化合物应略少于正常孕妈妈。

注意

常见食物碳水化合物含量（单位: 克 /100 克）	
小麦粉…………	74.1
大米…………	77.2
小米…………	75.1
玉米面（黄）…	78.4
土豆…………	17.8

注意

 主食类调控的原则

主食类每天控制在 250~300 克，并尽量配上玉米、小米、荞麦、燕麦、黑米、糙米等粗粮，少吃大米、白面等细粮。

轻体力劳动（8 小时工作日平均耗能值为 3 558.8 千焦 / 人）的孕妈妈宜少吃一点儿主食，如每天吃 200~250 克。

重体力劳动（8 小时工作日平均耗能值为 7 310.2 千焦 / 人）的孕妈妈可多吃一点儿主食，如每天吃 300~350 克。当然，孕妈妈最好不做重体力劳动，以免影响母婴健康。

食物的碳水化合物含量

谷类是含碳水化合物较高的食物，以五谷、根茎及豆类为主，除精米精面外，孕妈妈宜适当吃玉米面、荞麦面、燕麦、小米等粗杂粮，以延缓血糖升高。蔬菜水果类由于含水量较大，碳水化合物含量比谷类低。

 宜适量摄入

适量摄入碳水化合物有助于刺激胰岛素分泌、减少体内脂肪和蛋白质的分解，从而达到控糖的作用。

 不宜过量摄入

过量摄入碳水化合物，特别是易消化的简单碳水化合物，单糖和双糖含量较高，会使血糖快速升高。

 医生贴心叮嘱

不可只吃菜不吃主食

许多人认为"菜比主食更有营养，且不容易升糖，应该多吃菜，不吃主食"。这种观点是错误的。米饭、面类等主食，是能量的主要来源，"糖妈妈"就算要控糖，每餐的主食也是不可少的。

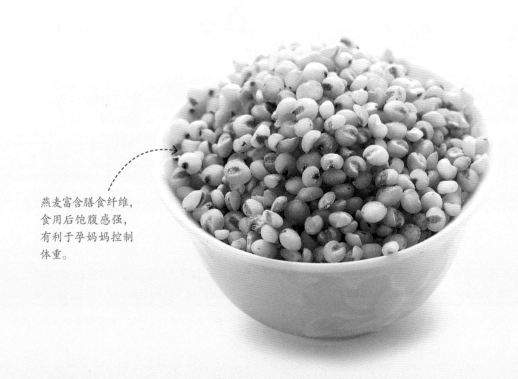

燕麦富含膳食纤维，食用后饱腹感强，有利于孕妈妈控制体重。

保证充足的蛋白质

孕妈妈的健康和胎宝宝的生长发育均离不开蛋白质。充足的蛋白质对胎宝宝的发育至关重要，孕期应适当增加蛋白质的摄入。特别是孕中期、孕晚期为胎宝宝快速生长期，应进一步增加蛋白质的摄入量。

保证优质蛋白质的摄入

孕中期蛋白质摄入量应在原来的基础上平均每天增加 15 克，孕晚期每天增加 30 克。超重或较胖的高血糖妈妈，在适当控制碳水化合物和脂肪摄入量的基础上，应保证优质蛋白质的摄入，防止发生蛋白质营养不良。

蛋白质供能比应为 10%~15%，每日需 70~85 克，其中动物蛋白至少占 1/3。

必要时口服蛋白质

体重增长不足、完全素食或偏食的高血糖妈妈，应定期监测血生化指标。当出现蛋白质营养不良，自然饮食不能提供推荐剂量的蛋白质时，应遵医嘱口服补充蛋白制剂。

鱼类含有丰富的蛋白质、磷、钙等营养成分，且鱼肉脂肪含量较少，还富含对控糖非常有帮助的硒，很适合血糖高的孕妈妈食用。

注意

常见食物蛋白质含量(单位: 克/100克)	
鸡蛋	13.1
牛肉	20
大米	7.9
小麦粉	12.4
玉米面（黄）	8.5
燕麦	10.1
黄豆	35
绿豆	21.6
海虾	16.8
三文鱼	17.2

注意

孕妈妈补充蛋白质

鱼肉的蛋白质比禽畜肉的更利于吸收，是孕妈妈补充蛋白质的良好来源，鱼肉最好是清蒸，不仅肉嫩味鲜，还可以最大限度地保证鱼肉中的营养成分不被破坏。

牛肉、猪瘦肉、鸡肉、兔肉、鱼类、鸡蛋、豆类、豆制品等食物中的蛋白质含量都比较丰富，可根据个人实际情况选择。

所有富含蛋白质的食物中，品质较好的要数牛奶和蛋类中的蛋白质，易消化，所含氨基酸较齐全，有利于控制体重。

蛋白质含量较高的
食物推荐

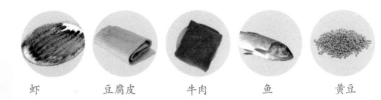

虾　　　　豆腐皮　　　牛肉　　　　鱼　　　　黄豆

注意

蛋白质多样化摄入

　　除非宗教信仰、食物过敏等特殊情况，蛋白质类食物的来源要尽可能多样化，从鱼类、瘦肉、鸡蛋、牛奶、豆制品中摄取优质蛋白质，这样才有助于提高蛋白质的吸收和利用。

控制血糖，蛋白质摄入不可少

　　对于血糖高的孕妈妈来说，蛋白质的需要量要比每日膳食推荐量高，但不要超过总能量的20%。

🗒 医生贴心叮嘱

食用高蛋白食物要适量

优质蛋白质是胎宝宝生长发育必需的营养物质，但孕妈妈也不宜长期大量进食。研究发现，孕妈妈长期大量吃高蛋白食物，不仅会引起食欲缺乏，还会增加肠胃负担，影响其他营养物质的摄入，还易引发腹胀、疲倦等症状。因此，孕妈妈食用高蛋白食物要适量。

 宜食海虾　　 不宜食虾头

海虾、龙虾等蛋白质含量相对较高，且肉质细嫩，易消化。

虾虽然富含蛋白质和多种矿物质，但虾头胆固醇含量较高，不利于健康。

合理的脂肪摄入

脂肪是人体必需的营养物质之一，但是脂肪也让孕妈妈又爱又恨。特别是对血糖高的孕妈妈来说，脂肪虽然不会直接使血糖升高，但富含脂肪的食物却是体重增加的有力推手，不利于控糖。

脂肪供能有节制

对于血糖高的孕妈妈来说，推荐的膳食脂肪供能比为 20%~30%。脂肪类中饱和脂肪酸的摄入量不应该超过总摄入量的 7%。同时，还要减少反式脂肪酸的摄入量，这样有助于降低低密度脂蛋白胆固醇的摄入量。在节制脂肪摄入的同时，还要注意摄入的种类。

"隐形脂肪"不能忽略

注意食物中的"隐形脂肪"和反式脂肪酸含量高的食物，避免过量摄入。鱼油、植物种子中存在的"隐形脂肪"常常被忽略，应将这部分脂肪也计算在总热量中。

注意

常见食物脂肪含量(单位: 克/100克)	
鲤鱼	4.1
鸡蛋	8.6
牛奶	3.6
鸡肉	6.7
花生仁（生）	44.3
猪肉	30.1

一般来说，鱼类的脂肪含量要少于禽类，禽类的脂肪含量要少于畜类，孕妈妈可根据自身情况适当选择。

鸡蛋的蛋白质含量相对高，脂肪含量相对较少，但鸡蛋黄中的胆固醇含量较高，血糖高的孕妈妈应该每天食用不超过一个整鸡蛋。

注意

 脂肪摄入要注意

血糖高的孕妈妈，应当限制动物油脂、红肉类、椰奶、全脂奶制品等富含饱和脂肪酸的食物。

血糖高的孕妈妈，应该适量增加高密度脂蛋白胆固醇，这样对降糖、控糖很有帮助。

注意烹调过程中容易忽视的脂肪，即烹调油。烹调油可选用不饱和脂肪酸含量较高的橄榄油、山茶油或玉米油等。

小心反式脂肪酸

对血糖高的孕妈妈来说，不管是超重或是肥胖，还是体重增长过快或体重增长不足，追求的目标都应该是"尽可能低"的反式脂肪酸摄入量。反式脂肪酸可致糖尿病和腹型肥胖，其摄入会明显增加患糖尿病的危险，孕妈妈对其摄入量应多加注意才好。

高反式脂肪酸食物

反式脂肪酸含量高的食物有用起酥油、人造黄油或奶油等制作的沙拉酱、饼干、蛋黄派、糕点和奶油面包等；用植物油反复煎炸的食物，如西式快餐中的炸薯条、炸薯片、炸鸡腿等；甜点如巧克力、冰激凌等松软香甜、口味独特的食品。

 医生贴心叮嘱

不可拒绝摄入脂肪

在孕期尤其不应该拒绝脂肪，因为脂肪对胎宝宝的神经系统以及细胞膜的形成是必不可少的。在孕期不饱和脂肪酸和饱和脂肪酸都要吃，因为胎宝宝需要各种类型的脂肪，但是要注意适量摄取。

 宜食植物脂肪　 **不宜多食动物脂肪**

"糖妈妈"宜食用山茶油、橄榄油等植物脂肪，其含的不饱和脂肪酸有助于控制血糖，改善脂代谢。

动物脂肪多为饱和脂肪酸，还含有胆固醇，不利于控制血糖和体重。多食还可能引发高血压。

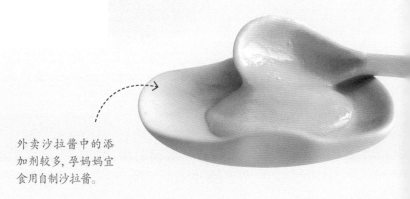

外卖沙拉酱中的添加剂较多，孕妈妈宜食用自制沙拉酱。

膳食纤维的摄入要充足

研究表明，经常食用富含膳食纤维食物者，空腹血糖水平低于少吃膳食纤维食物者。粗粮、蔬菜、水果、海藻和豆类、杂粮富含膳食纤维，血糖高的孕妈妈可适量食用。

注意

膳食纤维存在于哪些食物中

膳食纤维是植物性成分，植物性食物是膳食纤维的天然食物来源。蔬菜、水果、豆类以及粗粮中含量比较丰富。比如在糙米、玉米、小米、红小豆、绿豆、大麦、小麦皮和小麦粉等杂粮中膳食纤维含量比较丰富。在根菜类和海藻类食物中膳食纤维含量也较多，如牛蒡、四季豆和裙带菜等。

研究表明，每日从燕麦、大麦、干豆类摄入膳食纤维5~10克，可使血清胆固醇降低5%~10%。适量摄取膳食纤维可以降低血糖，有利于血糖控制。

常见食物不溶性膳食纤维含量（单位：克/100克）	
小麦粉	0.8
糙米	3.4
小米	1.6
高粱米	4.3
燕麦	6
荞麦	6.5
黄豆	15.5
海带	6.1
绿豆	6.4

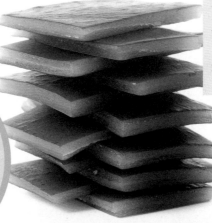

菌藻类食物除了富含膳食纤维和微量元素外，还含有丰富的多糖，有助于提高人体的免疫功能。

注意

📱 **血糖高的孕妈妈补充膳食纤维注意事项**

血糖高的孕妈妈应保证每日至少摄入25~30克膳食纤维。

要从多种不同的食物中获得膳食纤维，这些食物包括五谷杂粮、蔬菜水果等。

减少油腻、辛辣等食物的摄入。

膳食纤维的确可以缓解便秘，但多食也易引起胀气和腹痛。胃肠功能差的孕妈妈要注意。

膳食纤维含量较高的
食物推荐

| 魔芋 | 绿豆 | 荞麦面 | 黄豆 | 燕麦 |

注意

膳食纤维可增加饱腹感

粗杂粮代替精细粮，可以产生更强的饱腹感，如荞麦面、玉米面、二合面（玉米面、黄豆面）、三合面（玉米面、黄豆面、白面）制作的馒头、面条等。这类高纤维食物可以延缓胃排空，使糖的吸收减慢，同时可增加机体耐饥饿的能力。

直接提高胰岛素敏感性

研究表明，适当高膳食纤维饮食可以改善胰岛素抵抗，这主要是与膳食纤维的抗炎作用有关。提高胰岛素敏感性意味着胰岛素抵抗的减弱，人体内胰岛素作用的靶器官，比如肌肉、脂肪组织对葡萄糖的摄取利用将更加快速有效。

 医生贴心叮嘱

只吃粗粮不吃细粮不可取

有些血糖高的孕妈妈听说膳食纤维有助于降糖、降脂，而粗粮中富含膳食纤维，因此只吃粗粮，不吃细粮，其实这违背了平衡膳食的原则。如果吃太多粗粮，可能会影响蛋白质、维生素和一些矿物质元素的吸收，长期这样易营养不良，也影响胎宝宝生长发育。应保持营养均衡，选择主食要粗细搭配。

 宜适量摄入

摄入膳食纤维可刺激胃肠道，使消化液分泌增多，胃肠道蠕动增强，可改善糖尿病和便秘症状。血糖高的孕妈妈适量食用富含膳食纤维的食物，不仅可改善高血糖，还可防治便秘。

 不宜过量摄入

过量摄入膳食纤维容易引起腹胀、腹痛等不适症状，同样会影响孕妈妈和胎宝宝的健康。若突然在短期内由低纤维膳食转变为高纤维膳食，可能造成一系列消化不耐受反应，所以应循序渐进。

保证足够的维生素、矿物质

　　孕妈妈从怀孕开始，多种维生素及矿物质的需要量就开始增加了。目前还没有证据表明，血糖高的孕妈妈和普通孕妈妈在维生素和矿物质需要量方面存在不同。因此，血糖高的孕妈妈也应该参考中国营养学会对孕妇膳食营养素摄入量的推荐。

需要量增加了

　　孕妈妈在怀孕期间，铁、叶酸和维生素 D 的需要量增加了一倍，钙、磷、硫胺素、维生素 B_6 的需要量增加了 33%~50%，锌、核黄素的需要量增加了 20%~25%，维生素 A、维生素 B_{12}、维生素 C、硒、钾、生物素、烟酸和每日总能量增加了 18% 左右。

日常吃点儿什么补充维生素和矿物质

　　每日摄入一定量的鲜奶或奶制品、蛋、鱼、虾、海带、紫菜、豆类、干果类、大量的新鲜叶菜类，可以获得足量的钙、镁、铁、锌、碘、铬、硒、维生素和膳食纤维。畜、禽肉中含有丰富的锌和易吸收的铁元素。

注意

常见果蔬维生素 C 含量(单位: 毫克 /100 克)

红辣椒	144
萝卜缨（白）	77
芥菜（大叶）	72
柿子椒	130
西柚	38
青辣椒	59
苦瓜	56
菜花（白色）	32
大白菜	37.5
鲜枣	243

若膳食摄入不能满足膳食营养素参考摄入量，宜在医生指导下使用维生素和矿物质补充剂。

櫻桃含有花青素，有控制糖尿病并发症发生的作用，还能很好地控制血糖升高，是非常适合"糖妈妈"食用的一种水果，不过要注意控制摄入量。

注意

📱 咸味食物不能随便吃

伴有水肿和高血压的孕妈妈，要限制盐（钠）的摄入量，因为高钠膳食容易诱发高血压等并发症。

咸味的食物，如面包、饼干等，与米饭、馒头一样会在体内转化成葡萄糖而导致血糖升高。

盐吃得过多会增加孕妈妈发生高血压、水肿的风险。对于血糖高的孕妈妈来说，饮食更要低糖、低盐、低油，以清淡为主。

维生素含量丰富的
食物推荐

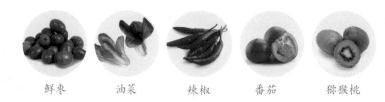

| 鲜枣 | 油菜 | 辣椒 | 番茄 | 猕猴桃 |

补充 B 族维生素、维生素 C、维生素 D

粗粮、干豆、蛋类、绿叶蔬菜中含有丰富的 B 族维生素，新鲜蔬菜、水果中富含维生素 C，两种维生素均参与糖代谢的调节。维生素 D、铬参与胰岛素的生物合成、体内能量代谢的调节。蛋黄、动物肝脏、深海鱼、鱼肝油含有丰富的维生素 D，牡蛎和蛋黄中铬含量较高。

 医生贴心叮嘱

吃一些富含维生素 C 的酸味食物

不是所有酸味的食物都含有维生素 C。孕妈妈多吃含维生素 C 的食物比盲目食用酸味食物好。因此，喜欢吃酸味食物的孕妈妈宜选择一些有酸味又有营养的食物，如酸枣、葡萄、酸苹果、石榴、番茄、橘子等。

吃盐要小心

 注意

研究发现，食物中的钠含量与淀粉的消化、吸收速度和血糖反应有着直接的关系。食盐可通过刺激淀粉酶的活性加速对淀粉的消化，或加速小肠对葡萄糖的吸收。实验结果证实，进食含盐食物者的血浆葡萄糖浓度比进食不含盐食物者高。

✓ 适量摄入可调节水分

食盐的主要成分是氯化钠，适量摄入可调节机体水分，维持酸碱平衡。

✗ 过量摄入有害健康

钠离子摄入过多会加速淀粉的消化，促进葡萄糖的吸收，使得血糖难以控制。同时会增加肾脏代谢负担。

学会设计饮食方案

妊娠糖尿病的饮食方案既要考虑能量限制，也要考虑营养素达到妊娠需求，这样才能既有利于血糖控制，又有利于体重控制，同时满足孕妈妈的生理需求和胎宝宝的生长发育需求，避免孕期体重增长过多或增长不足，避免能量供应不足或过剩及营养素比例不平衡的问题，减少对母婴健康的影响。

第一步: 控制总能量, 体重增长有节奏

孕早期，孕妈妈每天的食物摄入量基本是不需要增加的，但应注意均衡饮食，品种多样。根据孕前体重和孕期体重的增长速度决定每天能量摄入的总量。虽然要控制每日摄入的总能量，但应避免能量限制过度。过度的能量限制可能加速脂肪分解，刺激孕妈妈体内产生过多刺激胎宝宝神经的物质，造成胎宝宝的神经发育受损。

考虑活动强度

不同运动量的活动消耗的能量不同，所以日常活动也是计算能量摄入的一个重要依据。一般来说，诸如办公室工作、下棋、打牌、看电视、买菜等活动属轻体力活动；从事搬运、装卸工作、建筑工或者进行半个小时以上较激烈的球类运动等，都属于重体力活动。孕妈妈进行的一些和缓的运动，属于轻中等体力活动。不建议孕妈妈进行重体力活动，以免影响母婴健康。

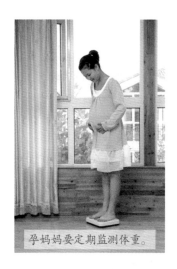

孕妈妈要定期监测体重。

注意

 以孕前 BMI 为基础做调整

膳食能量摄入要结合孕前体重、身高、孕期增重及病情等情况综合考虑，且应根据监测情况在必要时给予调整。

孕期增重是基于孕前 BMI 来调整的。孕期能量的增加主要用于维持胎宝宝生长及保证母婴的营养需要。

孕妈妈应根据孕前 BMI 选择适合自己的孕期体重增长速度，如果孕前 BMI > 30 或孕有双胎以上，需咨询医生。

喝水不计入热量，不要限制

对于血糖高的孕妈妈来说，饮水是不计入每天能量摄入总量的。有些血糖高的孕妈妈为了减少排尿次数而限制饮水，其实这样很容易造成病情恶化。血糖高的孕妈妈喝水多是因为血糖浓度高引起的身体的一种自我保护，是身体要将糖分从尿中排出。如果控制饮水量，会使血液浓缩，血糖和血黏稠度过高，对身体非常不利。

 注意

和普通孕妈妈一样，血糖高的孕妈妈最好在早晨起床后先空腹喝一杯水，可以补充夜间缺少的水分，降低血液黏稠度，增加循环血容量。白天任何时间都可以喝水，在进行大量运动后，更要及时补充足够的水分。晚上睡觉前也可以喝一杯水，有利于预防夜间血液黏稠度增加。

 医生贴心叮嘱

即使每日摄入总量达标，饥一顿饱一顿也不行

有的孕妈妈可能这一顿吃多了，已经到了规定的每日主食摄入量，因此下一顿就不吃主食了。这是不可取的，虽然看似能量摄入总量没变，但并不利于血糖的平稳。血糖波动过大对孕妈妈是十分有害的，可能引起低血糖、酮症酸中毒等急性并发症。

 宜合理控制 ❌ **过度限制不可取**

少食多餐、合理增加能量摄入、均衡营养对控制血糖、保证母婴需求都很有帮助。同时，合理控制能量摄入，还有利于胎宝宝的生长发育，避免胎宝宝发育过大。

过度限制能量摄入，刻意少吃碳水化合物，使身体处于饥饿状态，容易导致母体酮症酸中毒，对胎宝宝也有潜在的不利影响。

如何计算全天的总热量

　　"糖妈妈"全天的能量摄入总量计算，是基于理想体重和劳动强度的。所以，在计算自己的能量摄入总量前，先要计算自己孕前的理想体重。

　　理想体重的计算方法有很多，较简单、常用的方法是：
理想体重（千克）＝身高（厘米）－ 105

　　将理想体重与自己的实际体重进行比较：
在理想体重 ±10% 的范围内，体型正常，应继续保持；
实际体重 <20% 理想体重，属于消瘦，需要加强营养，增加体重；
实际体重 >20% 理想体重，属于肥胖，需要控制饮食，减少体重。

成人每日能量供给量

（单位：千焦／千克）

体型	卧床	轻体力	中等体力	重体力
消瘦	84~105	147	167	188~209
正常	63~84	126	147	167
肥胖	63	84~105	126	147

　　举例：一位女士，身高 160 厘米，体重 60 千克，平时从事轻体力劳动，她一天需要摄入多少热量呢？

　　第一步：测算理想体重，160–105=55（千克）

　　这位女士实际体重为 60 千克，超过标准体重不到 10%，属于正常体重类型。

　　第二步：计算活动强度，正常体重下从事轻体力活动，每日每千克需要 126 千焦热量。

　　第三步：算出一天总热量，一天总热量 =126 千焦 × 60 千克 =7 560 千焦

　　妊娠早期能量不需增加，妊娠中、晚期在非孕基础上每天分别增加 1 256 千焦、1 884 千焦。

第二步：学会用食物热量换算表

许多"糖妈妈"有这样的疑问：为什么我明明吃得很少，血糖还是那么高？这是因为没有掌握食物热量换算表。有的食物虽然体积小，但是热量很高，而有的食物即使多吃一点，也不会很快让血糖升高。只有学会用食物热量换算表，了解各种食物的热量，计算好一天所需的热量总和，将热量控制在合理范围内，才能保持血糖平稳。

具体方法如下：将食物分成谷类、水果类、蔬菜类、肉类、蛋类等不同种类，然后确定大约377千焦为1个交换单位，再计算出1个交换单位的各类食物的大致数量，就可以按照每天自己应该摄入的总热量来自由交换各类食物。在总热量不变的情况下，同类食物换着吃。

以下是各食物大类之间的互换，在每一类食物中，因为每一种食品所含的营养存在差异，所以各类食品之中有更加详细的互换，比如25克的大米可以交换成100克土豆。

等值谷类食物交换表（1个交换单位）			
食品	克数	食品	克数
各类米	25	各类面粉	25
各种挂面	25	饼干	20
馒头	40	凉粉	240
油炸面点	22	非油炸面点	35
魔芋	48	土豆	100
鲜玉米棒	175	湿粉皮	150

（续表）

等值肉.蛋类食物交换表（1个交换单位）

食品	克数	食品	克数
兔肉	100	带鱼	80
鸡肉	50	鸭肉	50
鱼肉	80	水发鱿鱼	100
瘦肉	50	肥肉	25
火腿、香肠	20	水发海参	350
鸡蛋	60（约1个）	鸭蛋	60（约1个）
鹌鹑蛋	60（约6个）	松花蛋	60（约1个）

等值蔬菜类食物交换表（1个交换单位）

食品	克数	食品	克数
各类叶菜	500	葫芦、节瓜、菜瓜	500
洋葱、蒜苗	250	豇豆、扁豆	250
绿豆芽	500	胡萝卜、冬笋	200
苦瓜、丝瓜	400	毛豆、鲜豌豆	70
鲜蘑、茭白	350	山药、藕	150
冬瓜	750	百合、芋头	100

等值水果类食物交换表（1个交换单位）

食品	克数	食品	克数
西瓜	350	草莓	300
葡萄	200	李子、杏	200
猕猴桃	150	梨、桃、苹果	180
橘子、橙子、柚子(带皮)	200	柿子、香蕉、荔枝（带皮）	120

等值豆、奶类食物交换表（1个交换单位）

食品	克数	食品	克数
黄豆	25	腐竹	20
北豆腐	100	南豆腐	150
豆浆	400	豆腐丝、豆腐干	50
青豆、黑豆	25	芸豆、绿豆、赤小豆	40
牛奶	160	羊奶	160
奶粉	20	脱脂奶粉	25
无糖酸奶	130	奶酪	25

等值油脂、坚果类食物交换表（1个交换单位）

食品	克数	食品	克数
各种植物油	10	核桃、杏仁、花生仁	15
葵花子（带壳）	30	西瓜子（带壳）	35

不同能量 "糖妈妈" 饮食参考

能量（千焦）	6697	7535	8371	9209
交换份（份）	18	20	22	24
谷薯类（份）	9	10	10	11
蔬菜类（份）	1	1	1.5	2
水果类（份）	1	1	1	1
肉蛋豆类（份）	3	3	4	4
乳类（份）	2	3	3	3
油、坚果类（份）	2	2	2.5	3

第三步: 合理安排餐次

"糖妈妈"的进餐应在控制总热量的基础上,以少食多餐为原则。建议根据自身的情况,每天安排3~6餐,最好为5~6餐。定时定量进餐的情况下血糖波动小,有助于控糖。

在孕早期,"糖妈妈"可安排三餐两点;在孕中期、晚期,可在三餐两点的基础上在睡前再加一餐。

定量与定时

早餐宜占总能量的10%~15%,午餐占30%,晚餐占30%,上午9点到10点之间、下午3点到4点之间及睡前各加餐一次,每次加餐的能量占总能量的5%~10%,以防止低血糖的发生。当出现孕早期呕吐和恶心及孕7~9个月时出现胃肠功能障碍时,可考虑增加正餐及加餐的次数。

睡前加餐对"糖妈妈"很重要,一方面可有效预防夜间低血糖的发生,另一方面可减轻一部分因为晚餐距离睡觉时间长而导致的饥饿感。

推荐餐次安排

餐次	用餐建议
早餐(6~7点)	种类和营养丰富。一餐混合的食物种类越多,对血糖的影响越小
10点加餐	此时加餐适合选低糖水果,以补充维生素,但要计算在总量中,适量减少主食
午餐(12~13点)	宜荤素搭配,除了吃一些清炒、蒸、炖类菜肴,还应吃一些肉、蛋类食物
15点加餐	补充人体代谢需要,发挥平稳调节血糖的作用。建议选择坚果或蔬果作为加餐
晚餐(18点)	不宜过饱,以自我感觉不饿为度,具体吃多少,应根据个人情况而定
睡前加餐	宜喝些牛奶或酸奶,可预防夜间低血糖

膳食多样，营养均衡

不同食物中的营养素及有益膳食成分的种类和含量不同，只有多种食物组成的膳食，才能满足人体对能量和各种营养素的需求。只有一日三餐食物多样化，才有可能达到膳食平衡。

血糖高的孕妈妈通过饮食疗法控制血糖的同时，营养均衡也很重要。均衡的营养摄入是保证母婴孕期健康、胎宝宝正常生长发育的基础。

孕妈妈需要的营养素

孕妈妈通过膳食摄取的营养素主要有三大宏量营养素和微量营养素。三大宏量营养素包括：碳水化合物、蛋白质和脂肪。微量营养素包括：维生素A、维生素B_1、维生素B_2、维生素E、钙、叶酸、铁、碘等维生素、矿物质。

营养素摄入不足也是胎宝宝在子宫内发育迟缓的重要影响因素之一。

平衡膳食

任何一种食物都无法含有人体所需的全部营养素，只有通过多种食物混合搭配，才能达到营养均衡。饮食品种多样化是获得全面营养的必要条件。每日平衡膳食结构包括以下四大类食物：谷薯类、蔬菜水果类、肉蛋奶豆类、油脂类。

应做到主食要粗粮细粮搭配、干稀搭配；副食要荤素食物搭配，不要挑食、偏食。

谷薯类食物搭配有讲究

血糖产生的"主力军"是主食,而在一日三餐中,所占比例较大的也是主食。谷薯类食物是制作主食的主要原料,怎样选择谷薯类,如何搭配,如何制作主食来控制血糖,这些都是血糖高的孕妈妈比较关心的问题。

拒绝过度加工食物

决定碳水化合物食物 GI 值的重要因素之一是食物的加工方式。通常精制的食物中碳水化合物已经去除了大部分天然的膳食纤维,在消化酶的作用下可迅速代谢成葡萄糖。此外,碳水化合物食物的物理结构也影响着 GI 值。另外,用小麦粉制作的面包,其表面积也因其蓬松的结构而增加,因此主食的精制会改变其结构属性,并使其 GI 值显著增高。

不宜长时间烹饪食物

长时间烹饪面食使得淀粉吸水,加速淀粉糊化,软化食物,使食物变得更易消化,消化时间变短,从而增高 GI 值,对餐后的血糖值影响很大。

添加粗粮

在主食中添加粗粮可以降低 GI 值,因为粗粮可以在肠道中吸附胆固醇和脂肪,起到降低餐后血糖和血脂的作用。血糖高的孕妈妈在制作米饭时宜加入一些糙米、大麦、燕麦、玉米等粗粮。

糙米饭主要有以下好处:增加 B 族维生素和矿物质的摄入;增加蛋白质的摄入;增加膳食纤维的含量;减慢淀粉消化的速度。

不同阶段谷薯类摄入量

孕早期	250~300 克 / 天	控制血糖
孕中期	275~325 克 / 天	平稳血糖
孕晚期	300~350 克 / 天	保证营养

混合膳食,有效控血糖

混合膳食可降低血糖水平。建议血糖高的孕妈妈煮饭时加入豌豆、胡萝卜、玉米等,从而获取更多的膳食纤维和维生素。

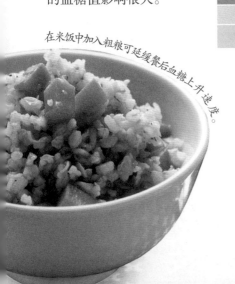

在米饭中加入粗粮可延缓餐后血糖上升速度。

推荐

谷薯类 食材食谱

小米：可以改善糖耐量，平衡血糖。

玉米：可增强胰岛素功能，辅助降血糖。

黑米：控制餐后血糖上升。

薏米：有效调节血糖。

燕麦：延缓餐后血糖上升。

胡萝卜小米饭：营养丰富。

玉米粥：延缓餐后血糖升高。

黑米芸豆粥：可清热利尿、健脾养胃。

红豆薏米莲子粥：可降血压、降血糖。

燕麦馒头：具有很好的控糖效果。

荞麦：具有改善葡萄糖耐量的功效。

糙米：可以防止血糖骤然升降。

莜麦：可以用于补充蛋白质。

小麦：补充热量的重要来源。

芋头：能够延缓糖的吸收。

荞麦凉面：可以延缓餐后血糖上升。

红小豆糙米饭：可控制餐后血糖上升。

莜麦面：消化功能不好的人群不宜多吃。

小麦山药粥：可促进消化，健脾胃。

葱香芋头：适当代替主食吃，能够控制血糖。

所有粥熬煮时间不宜过长，否则淀粉糊化程度高，易引起血糖升高。临床上建议"糖妈妈"吃干不吃稀。

适合"糖妈妈"的

8 种优质谷薯类食物

玉米

玉米含有丰富的纤维素、维生素 E 及谷氨酸等，还含有矿物质镁、铬等，可调节胰岛素分泌，有预防糖尿病的功效。

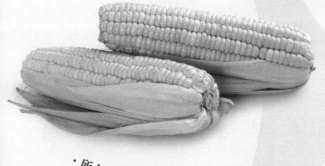

· **所含能量：** 469 千焦 /100 克

· **降糖功效：** 能够调节胰岛素分泌，是胰岛素加强剂。

芋头

芋头含有丰富的膳食纤维，防治便秘的效果很好，且热量低，很适合血糖高的孕妈妈食用。

· **所含能量：** 236 千焦 /100 克

· **降糖功效：** 适量食用有助于预防糖尿病并发症。

荞麦

荞麦含有微量元素铬，能增强胰岛素的活性，是重要的血糖调节剂。

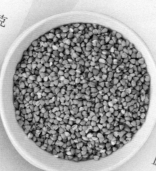

· **所含能量：** 1410 千焦 /100 克

· **降糖功效：** 增强胰岛素的活性，有助于降血糖。

魔芋

魔芋是一种富含纤维素,且低糖、低热量的食物,在肠道中排泄比较缓慢,可以延缓葡萄糖的吸收。

· **所含能量:** 777 千焦/100 克

· **降糖功效:** 能够稳定血糖,延缓餐后血糖升高。

红薯

红薯中含有单、双糖,富含维生素、矿物质和膳食纤维,蛋白质和脂质含量较低。

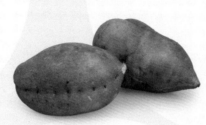

· **所含能量:** 444 千焦/100 克

· **降糖功效:** 延缓食物中糖和脂肪的吸收速度,对控制餐后血糖平稳有帮助。

土豆

土豆低脂肪,又含有大量膳食纤维,可以吸油、排毒、增加饱腹感,可帮助孕妈妈控制体重。

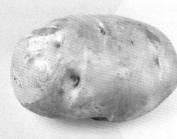

· **所含能量:** 343 千焦/100 克

· **降糖功效:** 有助于控制血糖平衡。

薏米

薏米富含膳食纤维、维生素以及多种微量元素,可以促进新陈代谢。

· **所含能量:** 1512 千焦/100 克

· **降糖功效:** 可延缓餐后血糖升高。

黑米

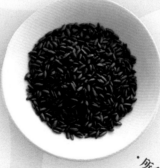

黑米富含膳食纤维,可延缓小肠对糖类与脂肪的吸收;还富含多种矿物质,有利于控制血压。

· **所含能量:** 1427 千焦/100 克

· **降糖功效:** 提高胰岛素的利用率,控制餐后血糖上升速度。

蔬菜挑选搭配有妙招

蔬菜中含有丰富的膳食纤维和维生素、矿物质，且普遍热量较低，对血糖的影响较小。因为血糖高的孕妈妈要适当控制饮食，有时会出现饥饿感，这时食用一些蔬菜，既能减轻饥饿感，又不容易造成血糖波动。

注意

宜选择低热量的蔬菜，比如可以提供丰富膳食纤维、维生素C、矿物质的蔬菜。

吃绿叶、瓜茄类蔬菜

蔬菜种类有很多，对于"糖妈妈"来说，最为重要的选择依据是碳水化合物的含量。一般来说，绿叶蔬菜和瓜茄类蔬菜的碳水化合物含量较低，如大白菜、油菜、菠菜、芹菜等蔬菜。有些蔬菜碳水化合物含量高于绿叶菜，血糖控制不理想时不要吃太多。碳水化合物含量比较高的蔬菜，可以作为部分主食的替代品食用。另外，在总量合理的基础上，可丰富蔬菜品种的选择。

这些蔬菜宜经常吃

适宜经常吃的蔬菜有黄瓜、番茄、柿子椒、莴笋、白菜、卷心菜、茄子、菜花、芹菜等。以上蔬菜除做沙拉外，还可自制新鲜蔬菜汁，或将新鲜蔬菜凉拌。

每周食用菌藻类

常见的菌类食材有蘑菇、香菇、银耳、木耳等，藻类有海带、紫菜、裙带菜等。菌藻类食物具有热量低、膳食纤维、维生素和矿物质元素含量丰富等特点。血糖高的孕妈妈可经常食用菌藻类，比如每周可吃1~2次海带或紫菜，1~2次蘑菇或木耳。

凉拌菜要比蔬菜沙拉更适合血糖高的孕妈妈。相比炒过的菜或调料加入过多的沙拉，凉拌菜热量更低一些，更方便控糖、降糖。

高 GI 值的蔬菜

不建议血糖高的孕妈妈选择南瓜和甜菜等高 GI 值的蔬菜。

不同阶段适宜食用的蔬菜	适宜的蔬菜搭配，在补充营养的同时还可控糖、降糖	
孕早期	适宜吃一些西蓝花、菠菜、油菜、香菇、番茄、豇豆、黄瓜等	补充叶酸，控制血糖，增进食欲，止呕
孕中期	适宜吃一些紫菜、海带、芹菜、生菜、大白菜、圆白菜等	补充膳食纤维和矿物质，控制血糖，增进食欲
孕晚期	适宜吃一些海带、紫甘蓝、洋葱、莴笋、口蘑、金针菇、木耳等	提高免疫力，控糖、降糖

蔬菜类 食材食谱

西蓝花：可减少胰岛素的需要量。

紫甘蓝：可促使胰岛素分泌，降低血糖。

油菜：能提高组织对胰岛素的敏感性。

生菜：有助于减少胰岛素需要量。

菠菜：有助于使血糖保持稳定。

虾仁西蓝花：热量低，营养丰富。

凉拌紫甘蓝：减少糖类与脂肪的吸收。

香菇油菜：有助于血糖的稳定。

凉拌生菜：降血糖，减缓餐后血糖升高。

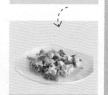

菠菜炒鸡蛋：营养全面。

海带：热量低，升糖指数低。

莴笋：富含烟酸，能改善糖代谢，降低血糖。

菜花：膳食纤维丰富，具有稳定血糖水平的作用。

紫菜：有助于促进糖代谢。

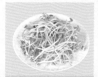

黄豆芽：具有降低血糖的功效。

蒜泥海带丝：对糖尿病有辅助治疗作用。

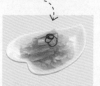

凉拌莴笋：可控制餐后血糖上升。

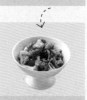

番茄炒菜花：热量低，可稳定血糖。

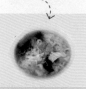

紫菜蛋花汤：可促进消化，健脾胃。

冬笋黄豆芽：具有控制血糖的功效。

适合"糖妈妈"的
8 种优质蔬菜

芦笋

芦笋是一种高维生素、低热量的蔬菜，蛋白质、碳水化合物和微量元素的含量均优于普通蔬菜。

·**所含能量：** 79 千焦 /100 克

·**降糖功效：** 可缓解妊娠糖尿病症状。

洋葱

洋葱含有微量元素硒和多种氨基酸，可修复胰岛细胞并保护其免受损害，维持正常的胰岛素分泌功能，调节血糖。

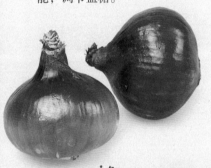

·**所含能量：** 169 千焦 /100 克

·**降糖功效：** 能帮助维持正常的糖代谢和糖耐量。

生菜

生菜富含钾、钙、铁、镁等矿物质，还含有大量的纤维素，有助于减少胰岛素的用量，可降血糖、减缓餐后血糖升高。

·**所含能量：** 51 千焦 /100 克

·**降糖功效：** 对妊娠糖尿病并发症有防治作用。

大白菜

大白菜含有丰富的膳食纤维，不仅能够促进胃肠蠕动，还可提高胰岛素受体的敏感性，提高胰岛素的利用率。大白菜中钠含量少，可减轻心脏负担。

- **所含能量：** 82 千焦 /100 克

- **降糖功效：** 提高胰岛素的利用率，控制餐后血糖的上升速度。

冬瓜

冬瓜属于含糖量低的蔬菜，同时冬瓜的升糖指数偏低，所以即使血糖较高的人吃冬瓜也不会导致血糖明显升高。

- **所含能量：** 43 千焦 /100 克

- **降糖功效：** 减轻胰岛细胞的负担，稳定餐后血糖。

黄瓜

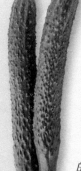

黄瓜所含的葡萄糖苷、果糖等不参与通常的糖代谢，所以对血糖的影响较小。

- **所含能量：** 65 千焦 /100 克

- **降糖功效：** 对血糖影响较小，是补充维生素的良好食物。

金针菇

金针菇中含有较多的锌，参与胰岛素的合成与分泌，能调节血糖。

- **所含能量：** 133 千焦 /100 克

- **降糖功效：** 增加机体对胰岛素的敏感性。

平菇

平菇富含蛋白质、氨基酸、纤维素，以及钾、钙等矿物质元素。有降血糖和降低胆固醇的作用。

- **所含能量：** 73 千焦 /100 克

- **降糖功效：** 有助于延缓餐后血糖的快速升高。

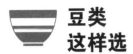

豆类
这样选

豆类的品种很多，根据豆类所含主要营养素的种类和数量，可将它们分成两大类：一类是高蛋白、高脂肪的大豆类，如黄豆、青豆、黑豆；另一类是富含碳水化合物的杂豆类，如绿豆、红小豆等。

加工的豆制品，其蛋白质消化率比整粒的豆本身还要高，建议常吃豆制品，比如豆腐、豆浆等。

注意

富含营养的大豆类

大豆类是指黄豆、黑豆和青豆，大豆类的营养价值比其他豆类高，其中常用的是黄豆。黄豆的膳食纤维含量比较高，就算是豆制品也含有大量的膳食纤维和多糖，如豆腐渣等，烹调后食用对控制血糖很有益处。

血糖高的孕妈妈推荐用黄豆、黑豆、糙米等制作的杂粮蒸饭，对控糖很有帮助。

具有抗营养因素的豆类

值得注意的是，豆类中存在胰蛋白酶抑制物，影响豆类营养素的消化吸收，但通过加热可使其破坏。此外豆类还含有一些有害因素，这些有害因素也可以通过加热使其破坏。

杂豆类的营养价值

杂豆类主要有红小豆、绿豆、蚕豆等，它们蛋白质含量较低，为20%~25%；碳水化合物含量较高，脂肪含量较低，此外还含有钙、磷、铁和B族维生素等。

杂粮蒸饭主要原料为豆类和芋头、糙米、大米等，这样搭配可以增加膳食纤维的摄取，延缓胃的排空与血糖上升速度，也能丰富口感。

大豆类的营养含量

蛋白质	平均含量30%~50%，且属于优质植物蛋白，是与粮谷类蛋白质互补的理想食物来源
脂肪	平均含量约18%，其中80%以上为不饱和脂肪酸，脂肪酸中的一半左右为必需脂肪酸。此外，还含有丰富的磷脂
碳水化合物	平均含量约25%，其中一半左右为淀粉等，另一半是膳食纤维
矿物质和维生素	含有丰富的磷、铁、钙，含有较多的B族维生素，并含有一定量的维生素E

豆类及其制品 食材食谱

黄豆：有控糖、降糖的作用。

红小豆：是天然的降血糖食物。

黑豆：可调整人体血糖代谢。

豌豆：热量低，糖尿病患者可适量食用。

绿豆：适合控制体重和血糖的人食用。

海带烧黄豆：滋补，补充氨基酸、碘。

红小豆薏米粥：可祛湿排毒。注意煮粥的时间不宜过长。

黑豆白米饭：有预防便秘等功效。

豌豆炒虾仁：有补充蛋白质、防便秘的作用。

薏米绿豆粥：有减少内脏脂肪堆积的功效。注意煮粥的时间不宜过长。

芸豆：含丰富的维生素C。

蚕豆：有增强记忆力的作用。

豆腐：内含人体必需的多种矿物质元素。

豆腐干：含有大量蛋白质。

豆皮：对控糖很有帮助。

芸豆烧荸荠：能清热、消积、明目、降压。

海带冬瓜蚕豆汤：有补充蛋白质的功效。

虾仁豆腐：具有益气补虚的功效。

芹菜香干：具有补充膳食纤维的作用。

凉拌苦苣豆皮：对心血管有益处。

适合"糖妈妈"的

8 种优质豆类及其制品

豆腐干

豆腐干营养丰富，含有丰富的维生素、微量元素和优质蛋白质等，可以补充营养成分，还可以增强免疫力。

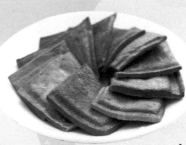

· **所含能量**：823 千焦 /100 克

· **降糖功效**：孕妈妈进食豆腐干时要注意适量，以控制血糖。

豆腐脑

豆腐脑有利于补充体内的优质蛋白质和钙，而且能量低，食用后不易引起血糖升高。注意卤不宜过咸，也不宜放糖。

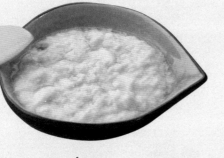

· **所含能量**：62 千焦 /100 克

· **降糖功效**：补充蛋白质，不会引起血糖快速升高。

扁豆

扁豆含有蛋白质、脂肪、多种维生素及钙、磷、铁和膳食纤维等，扁豆衣的 B 族维生素含量特别丰富，能够促进三大物质代谢。

· **所含能量**：1420 千焦 /100 克

· **降糖功效**：适量食用可平衡血糖。

黄豆

黄豆的营养价值比较高，含有丰富的蛋白质和多种人体必需的氨基酸及卵磷脂，能够提高人体免疫功能。

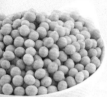

· **所含能量**：1631 千焦 /100 克

· **降糖功效**：含有大量的卵磷脂，可以起到抑制血糖升高的效果。

豌豆

豌豆富含膳食纤维、粗纤维及一些具有抗菌消炎、增强人体新陈代谢功能的有益物质。

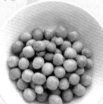

· **所含能量**：1395 千焦 /100 克

· **降糖功效**：可促进肠胃蠕动，延缓血糖升高。

豆腐

豆腐富含植物蛋白、钙、镁和植物雌激素，能够补充蛋白质，还能保护血管内的细胞不被氧化破坏。

· **所含能量**：351 千焦 /100 克

· **降糖功效**：有控糖、降脂的作用。

豆腐皮

豆腐皮营养丰富，钙、铁、镁离子含量丰富，可促进骨骼发育，降低骨质疏松发生的概率，对于缺铁性贫血有很好的改善功效。

· **所含能量**：1868 千焦 /100 克

· **降糖功效**：适量食用可帮助孕妈妈提供营养，控制血糖。

豆浆

豆浆是由黄豆熬制而成，含有丰富的优质蛋白质，而且脂肪含量、热量低，富含膳食纤维，有利于血糖的控制。

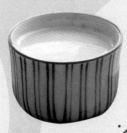

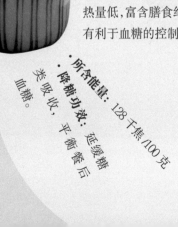

· **所含能量**：128 千焦 /100 克

· **降糖功效**：延缓糖类吸收，平衡餐后血糖。

奶类挑选和搭配

　　孕妈妈每天应摄入300~500克奶制品，奶类可以提供优质蛋白质、多种维生素和钙。常见的奶制品有纯牛奶、酸奶、奶酪和奶粉等。

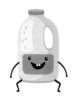

钙的良好来源

　　在孕期，胎宝宝的生长发育需要吸收大量的钙质，使得孕妈妈的血钙含量降低。奶制品中钙、磷比例适宜，吸收率较高，是钙的良好来源。

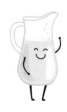

孕妈妈选择奶制品

　　纯牛奶富含人体易吸收的钙，也不易刺激胃肠道，是孕妈妈的理想饮品。经常饮用可预防缺钙，让胎宝宝骨骼强壮。但不宜空腹喝牛奶，喝前最好吃点东西，如馒头、面包等，以降低乳糖的浓度，有利于营养成分的吸收。

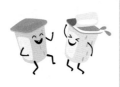

酸奶也是好选择

　　酸奶是在鲜牛奶中加入乳酸杆菌发酵而成的，由于其凝块小，其中的矿物质如钙、铁、锌等更容易被吸收。对于乳糖不耐受的孕妈妈来说，酸奶是一个不错的选择。血糖高的孕妈妈可选择不添加蔗糖的脱脂酸奶。

注意

奶类除了含有丰富的优质蛋白质外，还含有大量的钙，这是肉类所不具备的优势。应养成每日摄入牛奶或奶制品的习惯。

早晚喝效果更好

早餐喝奶制品有利于营养物质的补充和吸收，睡前喝有助于镇静安眠，并促进钙质的吸收，因此建议孕妈妈在早餐和睡前喝适量奶制品。

食用奶制品要注意

一般奶粉的热量比液态奶的热量高，不建议血糖高的孕妈妈选择奶粉。

市面上的奶酪（芝士）大多加了盐，盐分高的食物也不适合血糖高的孕妈妈。若是有乳糖不耐症的孕妈妈，可以喝羊奶、酸奶、零乳糖牛奶、豆浆代替。

牛奶和酸奶都是补钙的较好选择，血糖高的孕妈妈可选择脱脂或半脱脂的牛奶或酸奶。

无糖酸奶的血糖反应较低，搭配谷物类食物，可以降低混合食物的血糖反应，利于血糖的控制。

适合"糖妈妈"的奶类及其制品

牛奶

牛奶能给孕妈妈提供多种营养成分，且有助于胎宝宝生长发育，非常适合孕妈妈饮用。牛奶所含的乳蛋白有利于延缓餐后的消化速度，其升糖指数低，对血糖的影响不大，也非常适合血糖高的孕妈妈饮用。

所含热量： 271 千焦 /100 克

降糖功效： 升糖指数低，可延缓餐后血糖升高。

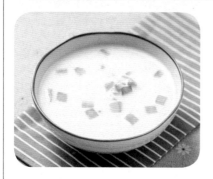

牛奶燕麦木瓜粥

原料： 牛奶 250 毫升，生燕麦 25 克，木瓜 50 克。

做法： 1.将牛奶煮沸，加入洗净的燕麦，小火将其煮熟。2.木瓜去皮、子，切小块，放入煮好的牛奶燕麦粥中即可。

注意： 牛奶与燕麦同食营养互补，更利于蛋白质的吸收。燕麦富含膳食纤维，对血糖高的孕妈妈有益。

脱脂酸奶

脱脂酸奶含有丰富的蛋白质、维生素和矿物质，能够给机体提供营养。同时升糖指数低，能延缓餐后血糖上升，对血糖的影响小，适合血糖高的孕妈妈饮用。

· **所含热量：** 241 千焦 /100 克

· **降糖功效：** 富含乳酸菌，不仅能延缓血糖上升，还能调理肠胃。

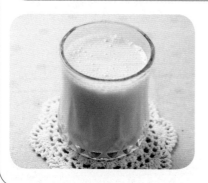

苹果草莓奶昔

原料： 草莓 30 克，苹果 50 克，脱脂酸奶 100 毫升。

做法： 1.将苹果洗净去皮，切块；草莓洗净，去蒂。2.将苹果块和草莓一同放入料理机中，再倒入脱脂酸奶，搅拌 1 分钟即可。

注意： 自制奶昔不用再额外加糖。

鲜羊奶

鲜羊奶的营养成分易被人体吸收。含有多种必需氨基酸，尤以植物蛋白质所缺乏的蛋氨酸和赖氨酸更为丰富。孕妈妈可常喝鲜羊奶，以满足营养需要。需要注意的是，如果是现挤的生鲜羊奶，饮用时一定要注意加温杀菌，烧开再饮用。

- **所含热量：** 247 千焦 /100 克
- **降糖功效：** 常喝羊奶能使血糖高的孕妈妈吸收充分的营养，增强体质，帮助控制血糖。

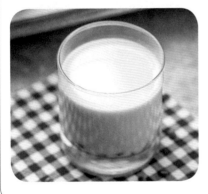

红小豆奶茶

原料： 红小豆 20 克，鲜羊奶 100 毫升，红茶 5 克。

做法： 1.红小豆提前煮熟；红茶用开水冲泡，滤去茶叶。2.将鲜羊奶煮热，加入刚冲泡好的红茶中，加入红小豆，再搅拌均匀。

注意： 自制红小豆奶茶，摄入的脂肪、糖量和热量都可控制在血糖高的孕妈妈可食范围内，既能解馋，又有营养。

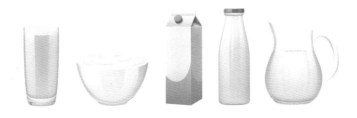

肉、蛋类食物的挑选很重要

血糖高的孕妈妈在选择肉类时应控制红肉的量,尽量选择鸡、鸭、鱼、虾等白肉。

注意

畜、禽肉及鱼、虾、蛋类是人体蛋白质的重要来源,与植物蛋白相比,动物蛋白更接近于人体蛋白,更容易被人体消化、吸收和利用,而且肉、蛋类富含人体必需的氨基酸、维生素和微量元素。

红肉与白肉

简单来说,那些在做熟前是红色的肉类属于"红肉",包括我们经常吃的猪、牛、羊等哺乳动物的肉;而那些在做熟前是浅颜色的肉类就属于"白肉",包括我们平常吃的鸡、鱼、虾、蟹、牡蛎等非哺乳动物的肉。

红肉中所含的饱和脂肪酸比例较高,不饱和脂肪酸含量相对低些,而饱和脂肪酸摄入过多容易引起血脂失衡、诱发肥胖等。白肉则正好与之相反。

少吃加工肉

鲜肉是指在市场购买的生肉,在家经过烹饪而成的肉类食物;而加工肉指的是经过工业化流程制作的肉制品,如火腿、培根等。

荤素搭配有利于控制血糖和体重

荤素搭配,不仅可以防止肉类摄入过多,也使营养素的摄入更加合理。肉类和蔬菜中所含的营养物质各有所长,谁也不能代替谁。蔬菜中所含的膳食纤维和维生素C,是肉类不具备的,而肉、蛋类所含的优质蛋白质也是蔬菜所不具备的。此外,B族维生素和铁、锌等,在蔬菜中的含量也比肉类低,吸收也相对较差。

肉类所含的碳水化合物较少,对于血糖高的孕妈妈来说,对血糖的影响不大,每天摄入肉类的总量与普通人差异不大。但可以在这个基础上适当减少红肉的量,增加白肉的量。

不同阶段肉类摄入量	每个星期所摄入的肉类中最好包括200~300克的鱼肉
孕早期	每天肉类的摄取量在80~130克为佳
孕中期	要比孕早期每天多摄入蛋白质15~25克,相当于50~125克肉类
孕晚期	可以比孕中期稍增加一些,比孕中期多50克,达到150~200克,而且最好增加的是鱼肉

推荐

肉蛋类 食材食谱

牛肉：可以提高胰岛素的合成效率。

猪瘦肉：适量食用有助于控制血糖。

乌鸡：有利于预防糖尿病合并贫血。

鸭肉：营养丰富，热量低。

驴肉：能促进胰岛素分泌，调节血糖水平。

胡萝卜炖牛肉：有健脾开胃的功效。

肉末炒菠菜：所含烟酸有助于改善糖代谢。

乌鸡炖黑豆：清热利尿、健脾养胃。

魔芋老鸭汤：可改善胰岛素敏感性。

驴肉玉米粥：适合消瘦型的高血糖孕妈妈进补。

兔肉：适合高胆固醇"糖妈妈"食用。

鳕鱼：有助于降低"糖妈妈"血液中的胆固醇。

鲫鱼：是良好的蛋白质来源。

三文鱼：有助于改善人体的胰岛功能。

带鱼：有助于预防妊娠糖尿病并发症。

兔肉菊花汤：控糖、降血压。

豌豆炒鱼丁：改善胰岛素抵抗情况。

鲫鱼豆腐汤：富含优质蛋白质。

清蒸三文鱼：热量低，可平稳血糖。

木瓜烧带鱼：可以改善胰岛素敏感性。

适合"糖妈妈"的

8 种优质肉类食物

鲤鱼

鲤鱼含有丰富的蛋白质，不过在食用鲤鱼时应尽量选择清蒸等简单的烹调方式，同时注意不要吃太多的鱼皮。

牡蛎

牡蛎富含锌，锌跟胰岛素联合成复合物，可调节和延长胰岛素的降血糖作用。

· **所含能量：** 307 千焦 /100 克

· **降糖功效：** 可增加胰岛素的敏感性，辅助治疗糖尿病。

· **所含能量：** 459 千焦 /100 克

· **降糖功效：** 具有降低胆固醇和降糖的作用。

鸽肉

鸽肉是补充优质蛋白质的重要肉食之一，能补肝、益气补血。

· **所含能量：** 835 千焦 /100 克

· **降糖功效：** 可改善血液循环，对消瘦型的高血糖孕妈妈有益处。

黄鳝

黄鳝体内含有特殊物质，具有调节糖代谢的作用。黄鳝还富含维生素A，可以改善视力，预防妊娠糖尿病并发眼部疾病。

- **所含能量：** 378 千焦 /100 克
- **降糖功效：** 可预防糖尿病并发眼部疾病。

青鱼

青鱼富含钾、硒等矿物质元素，这些元素可改善体内组织细胞对胰岛素的敏感性，增强对血脂的控制作用。

- **所含能量：** 497 千焦 /100 克
- **降糖功效：** 可辅助降糖，有助于预防妊娠糖尿病并发高血压。

鱿鱼

鱿鱼脂肪含量比较低，且富含的有效成分，有降低血液中胆固醇含量的作用。

- **所含能量：** 355 千焦 /100 克
- **降糖功效：** 可降低胆固醇、帮助控糖。

蛤蜊

蛤蜊含有较为丰富的硒和锌，能促进细胞对糖的摄取，具有与胰岛素相似的调节糖代谢的生理活性。

- **所含能量：** 260 千焦 /100 克
- **降糖功效：** 可调节糖、脂肪、蛋白质的代谢紊乱。

海参

海参含有多种人体必需的微量元素，具有激活胰岛 β 细胞活性、降低高浓度血糖的作用。

- **所含能量：** 330 千焦 /100 克
- **降糖功效：** 调节代谢紊乱，有助于预防妊娠糖尿病并发症。

水果要选 GI 值低的

"糖妈妈"不要因为水果中含糖分，就谈水果而色变。新鲜水果是人体获取维生素、矿物质、膳食纤维的重要来源之一。根据自身情况，"糖妈妈"可选择一些GI 值低的水果食用。

常见水果 GI 值	
樱桃	22
李子	24
柚子	25
香蕉	52
梨	36
葡萄	43
苹果	36
桃	28
猕猴桃	52
橘子	43

"糖妈妈"也可以吃水果

水果中富含维生素 C 及矿物质钙、钠、镁等元素，还含有一定量的膳食纤维、有机酸和果胶，而蛋白质、脂肪含量甚微。另外，水果中还含有硒、铬等有助于促进胰岛素分泌，改善血糖水平的微量元素。

血糖高的孕妈妈宜选择一些GI 值低的水果，如樱桃、柚子等，这类水果有利于控糖，而且膳食纤维含量高，有助于消化和通便。

柚子升糖指数低，还含有铬，对于调节血糖很有帮助，而且还能在一定程度上改善"糖妈妈"口渴、多饮的症状。

高 GI 值食物与低 GI 值食物对比

GI 指数	解析
高血糖生成指数（>70）的食物	进入胃肠后消化快，吸收率高，葡萄糖释放快，葡萄糖进入血液后的峰值高
低血糖生成指数（≤55）的食物	在肠胃中停留时间长，吸收率低，葡萄糖释放缓慢，葡萄糖进入血液后的峰值低

给吃水果定个时

其实，血糖高的孕妈妈大多数水果都能吃一些，但要讲究吃的时间，这样才能更好地控制血糖。吃水果一般在两次正餐中间，大约是上午的 10 点或下午的 3 点，睡前 1 小时也是比较好的选择，这样可以避免一次性摄入过多的碳水化合物而使胰腺负担过重。一般不提倡在餐前或餐后立即吃水果。

GI 值低的水果更适合

血糖高的孕妈妈想要吃水果，除了要在血糖控制得比较理想时吃，还要摸清自己的规律。如果能在吃水果前后 2 小时测一下血糖和尿糖，对了解自己能不能吃这种水果、吃得是否过量等会很有帮助。如果血糖控制得不理想，或暂时没有合适的水果，可先用番茄、小水萝卜、黄瓜等蔬菜代替水果。当然，作为血糖高的孕妈妈，选择水果最好还是选低 GI 值的水果。

 医生贴心叮嘱

选择果汁要慎重

对于血糖高的孕妈妈来说，吃水果要比喝果汁好，即使是鲜榨果汁。因为果汁里那些抗氧化物质已经基本损失殆尽。

 宜适量食用　　 **不宜过量食用**

樱桃 GI 值低，且富含花青素，能够有效地降糖，适量食用对控糖、降糖有帮助。其还含有维生素 C，可降低血液中的胆固醇。

血糖高的孕妈妈不宜吃榴莲。榴莲属于含糖量较高的水果，而且热量较高，过食不利于控制血糖。

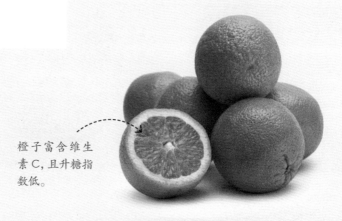

橙子富含维生素 C，且升糖指数低。

适合"糖妈妈"的
8种优质水果

柚子

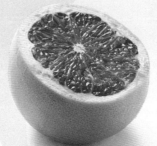

柚子的血糖生成指数较低,可以辅助维持血糖平衡。柚子中所含的维生素C是强抗氧化剂,可以清除自由基。

·**所含热量:** 177千焦/100克
·**降糖功效:** 含有铬,能参与糖代谢,有助于调节血糖水平。

樱桃

樱桃中含有丰富的维生素E、维生素C,能帮助清除体内的自由基,起到保护胰岛细胞的作用。樱桃也是血糖生成指数低的食物,有助于稳定血糖。

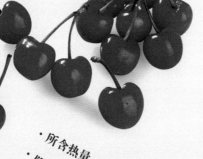

·**所含热量:** 194千焦/100克
·**降糖功效:** 保护胰岛细胞,稳定血糖。

蜜橘

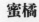

蜜橘富含胡萝卜素和维生素C,可以促进胰岛素的分泌,有助于血糖稳定。

·**所含热量:** 189千焦/100克
·**降糖功效:** 促进胰岛素的分泌,有助于血糖稳定。

苹果

苹果中含有较多的果胶，果胶属于可溶性膳食纤维，有预防血脂升高、通便的作用。

· **所含热量：** 227 千焦 /100 克

· **降糖功效：** 平稳血糖，促进代谢，预防血脂、血压升高。

草莓

草莓热量低，可防止餐后血糖迅速升高，减少血糖的波动，具有辅助降糖的功效。

· **所含热量：** 134 千焦 /100 克

· **降糖功效：** 热量低，防止餐后血糖迅速升高。

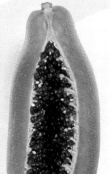

木瓜

木瓜里含有蛋白质分解酵素，有助于分解蛋白质和淀粉，可以达到降低血糖的效果。

· **所含热量：** 128 千焦 /100 克

· **降糖功效：** 热量低，防止餐后血糖迅速升高。

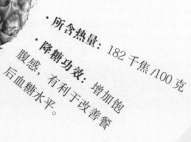

菠萝

菠萝属于含较多不溶性膳食纤维的一类水果。有帮助糖尿病患者通便的效果，可适量食用。

· **所含热量：** 182 千焦 /100 克

· **降糖功效：** 增加饱腹感，有利于改善餐后血糖水平。

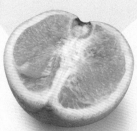

橙子

橙子的热量低，能够促进胰岛素的分泌，同时还有助于提高细胞对胰岛素的利用率。

· **所含热量：** 202 千焦 /100 克

· **降糖功效：** 适量食用可控制血糖。

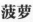

适量食用坚果，促进胎宝宝大脑发育

坚果类虽富含油脂，但也含有蛋白质、多种必需氨基酸，还含有维生素 B$_1$、维生素 B$_2$、维生素 B$_5$、维生素 E 等多种维生素，以及钙、磷、铁、锌等矿物质，有助于胎宝宝大脑神经细胞的发育。

"糖妈妈" 把坚果当加餐最讨巧

坚果富含不饱和脂肪酸、蛋白质和多种必需氨基酸，可促进胎宝宝大脑发育，妊娠期间建议孕妈妈每天食用一定量的坚果。

首先从营养素方面来看，坚果富含脂类。虽不属于糖类物质，却属于高热量食物，摄入量过多会使多余的热量转化为脂肪在体内贮存，使体重增加，并加重胰岛负担。

其次从代谢方面看，脂类物质在体内可通过糖异生作用转化为葡萄糖和糖原，对血糖产生间接影响。

坚果类食物对血糖水平有一定影响，但"糖妈妈"在控制量的情况下是可以食用的。只要做到每日食用坚果热量计入饮食总能量，在总能量不超标的情况下可适量食用。

南瓜子富含的锌能参与胰岛素的合成与分泌，稳定胰岛素的结构与功能。补锌可增加机体对胰岛素的敏感性，延缓妊娠糖尿病并发症的发生。但一次食用不要超过 25 克。

注意

常见坚果的蛋白质含量(单位：克/100 克)

坚果	含量
核桃	14.9
南瓜子	26.6
开心果	20.6
榛子	20
腰果	24
杏仁	22.5
花生	12
西瓜子	29
葵花子	22.6
松子	14.1

孕期坚果推荐

孕期	需要补充	适宜选择的坚果
孕早期	补充叶酸，防止胎宝宝神经管畸形	松仁、核桃、腰果、巴旦木
孕中期	补充铁元素，胎宝宝需铁量增加，防止贫血	榛子、腰果、核桃、花生、杏仁、开心果、碧根果、花生、夏威夷果
孕晚期	补充钙，供给胎宝宝骨骼发育所需	核桃、腰果、松子、榛子、南瓜子

蛋白质含量较高的
坚果推荐

西瓜子　南瓜子　巴旦木　杏仁　腰果

注意

"糖妈妈"每天吃多少坚果合适

常见的坚果，"糖妈妈"每天食用量都不宜过多，可参考以下的推荐量：

松子 20 克 / 天；榛子 10 粒 / 天；核桃 2~3 个 / 天；杏仁 20~30 克 / 天；开心果 20~25 克 / 天。

"糖妈妈"这些干果不要碰

相比于坚果，对于血糖高的孕妈妈来说，很多干果就不能随便吃了，如桂圆干、葡萄干等。一方面，干果要分热性、中性和寒性，孕妈妈最好选择中性的；另一方面，大多数干果含糖量较高，不利于血糖高的孕妈妈控制血糖和体重。

 医生贴心叮嘱

慎重选择坚果类

坚果往往油脂含量高，选择时要区别对待。杏仁、腰果、开心果、花生的油脂含量为 45%~50%，一天可吃 10 颗花生仁或者七八粒腰果。榛子、核桃、夏威夷果等油脂含量超过 60%，吃起来就要注意严格控制食用量了。

 宜适量摄入

适量摄入坚果类可补充 DHA，对胎宝宝的脑部神经发育有好处。坚果作为零食食用，其热量也要计入每天饮食的总能量中。

 不宜过量摄入

由于坚果油脂含量较高，过量食用对控制血糖不利。另外，坚果的制作方法和种类对坚果的油脂含量都有影响，所以在选择时也要区别对待。

由于开心果比较难消化，所以不能一次吃太多。

适合"糖妈妈"的

8 种优质坚果

花生

花生有助于增强胰岛素的敏感性,有利于血糖的控制。

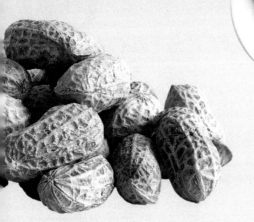

松子

松子含有丰富的蛋白质、不饱和脂肪酸、矿物质、维生素及多种微量元素,有降血脂的功效。

· **所含热量:** 2295 千焦/100 克

· **降糖功效:** 适量吃松子,有助于软化血管,预防妊娠糖尿病合并心脑血管疾病。

· **所含热量:** 1310 千焦/100 克

· **降糖功效:** 有利于血糖的控制。

核桃

核桃富含亚油酸等,是人体细胞生长和更新的重要物质,而且含有丰富的 B 族维生素和胡萝卜素及锰、锌等微量元素,可预防和缓解妊娠糖尿病并发眼部疾病。

· **所含热量:** 2704 千焦/100 克

· **降糖功效:** 核桃含有的不饱和脂肪酸可以减轻身体对胰岛素的抵抗。

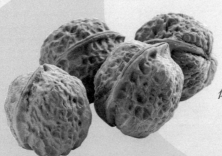

西瓜子

西瓜子富含锌，可以增加机体对胰岛素的敏感性，对血糖控制有一定的好处。

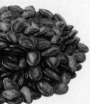

- **所含热量：** 2276 千焦 /100 克
- **降糖功效：** 能够预防妊娠糖尿病引发周围神经功能障碍。

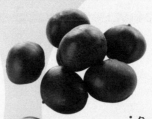

板栗

板栗富含可溶性膳食纤维和不饱和脂肪酸以及维生素、矿物质等。

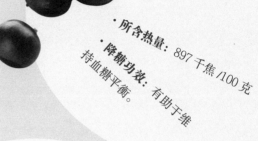

- **所含热量：** 897 千焦 /100 克
- **降糖功效：** 有助于维持血糖平衡。

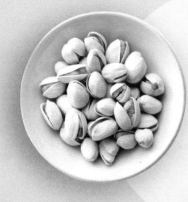

开心果

开心果富含蛋白质，能为孕妈妈补充蛋白质，还有助于稳定血糖。

- **所含热量：** 2610 千焦 /100 克
- **降糖功效：** 延缓人体对糖的吸收，从而避免血液中葡萄糖浓度过高。

腰果

腰果富含不饱和脂肪酸以及多种矿物质，能够起到补充矿物质的作用，增强体质。

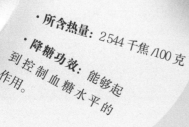

- **所含热量：** 2544 千焦 /100 克
- **降糖功效：** 能够起到控制血糖水平的作用。

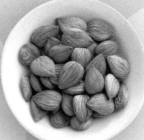

杏仁

杏仁富含蛋白质、钙、单不饱和脂肪酸、维生素 E。

- **所含热量：** 2419 千焦 /100 克
- **降糖功效：** 有平衡血糖的功效。

油、盐、糖的选择要慎重

油、盐、糖也是血糖高的孕妈妈需要注意的，摄入过多不利于控制血糖，建议"糖妈妈"在烹饪时少油、减盐、控糖。

要注意"隐形油"

平常饮食中，有一些"隐形油"常常被人们忽视，比如灌汤包、饼干、蛋糕等。作为需要计算摄入总能量的"糖妈妈"来说，这些"隐形油"也应该引起注意，计算在摄入总量中，才方便控制血糖和体重。

选择食用油

对于血糖高的孕妈妈来说，应该尽量选择食用含不饱和脂肪酸的植物油，具有降低胆固醇的作用。

常见食物钠含量 （单位: 毫克 /100 克）	
牛肉⋯⋯⋯⋯⋯	64.1
黄油⋯⋯⋯⋯⋯	40.3
鳕鱼⋯⋯⋯⋯⋯	130.3
鲑鱼⋯⋯⋯⋯⋯	63.3
金枪鱼⋯⋯⋯⋯	55.5
紫菜（干）⋯⋯	710.5
裙带菜（干）⋯	4 411.6

注意

腊肉含盐量高，食用后会加重肾脏的负担，同时也不利于血糖、血压的控制。

  甜味剂要慎用

注意

糖精
糖精对人体有害的可能性尚未完全排除。

阿斯巴甜
阿斯巴甜是目前常用的非糖果甜味剂，安全性较高，可以显著降低热量，可以被人体自然吸收分解。

甜叶菊苷
由于是从植物中提取的天然成分，所以比较安全。

含糖量较高的
几种食物

奶油蛋糕　　糖果　　蜜饯　　柿饼　　蜜枣

无糖食品也不可以随意吃

无糖食品一般是指不含蔗糖、果糖等成分的食品，但是无糖食品中含有糖醇，如山梨醇、麦芽糖醇、甘露醇等替代品。选购无糖产品不仅要看其是否标注"无糖食品"的字样，还要看其配料表，用了哪种甜味剂代替了有关糖类，不能盲目食用，因为其中可能含有葡萄糖等其他糖类。

注意食品添加剂

注意

市场上为满足糖尿病患者对甜食的需求，出现了形形色色的甜味添加剂，对于"糖妈妈"来说，还是要慎重食用，如木糖醇、山梨酸钾、麦芽糖醇等。

 医生贴心叮嘱

"滴油不沾"不可取

作为"糖妈妈"，不论有没有并发高血脂，都不应该"滴油不沾"，在胎宝宝神经系统的发育中，脂肪是必不可少的。只要注意辨别脂肪类别，适量摄入就好。

 宜适量摄入　　 不宜过量摄入

部分种类的甜味剂对血糖波动影响较小，如蛋白糖、甜叶菊类等，可以少量食用。

部分种类的甜味剂会升高血糖，如糖精、果糖等，不宜过量食用。

"糖妈妈"在购买食品时要注意看食品成分表。

"糖妈妈"烹饪方法选择

血糖想要控制得好，就不能喝粥？不能吃点心？不能吃水果……"糖妈妈"真的不能碰这些"美味"吗？

严格来说，"糖妈妈"没有哪种食物是绝对禁食的，毕竟它们也都是食物，不是毒药。那究竟什么时候或什么情况下"糖妈妈"可以吃这些美味呢？其实，只要注意摄入量、注意食材搭配、注意吃的时间和食用频率等，这些美味还是能够享受的。

"糖妈妈"的饮食讲究从烹饪开始

"糖妈妈"要想从饮食上控制血糖、均衡营养，就要从食物的烹饪方式上开始讲究。烹饪方式不仅对食物所含营养素产生影响，同时也会影响菜的热量。首先，烹调的温度对食物的安全性和所含营养素都有影响。另外，维生素和矿物质会溶解在水中，烹调过后若把汤汁倒掉，就会造成营养素的流失。所以，一般建议采取相对低温或时间短的凉拌、清炒、白灼、汆等烹饪方式，其热量会小于高温的煎、炸、烤等方式。

推荐的烹饪方式

推荐给"糖妈妈"的烹饪方式主要以加工简单、烹饪时间短、烹饪温度不会过高为特点。例如，清蒸、凉拌、白灼、清炒等。煮、煲、炖等烹饪方式制作的食物，"糖妈妈"也可以适量食用，但有些特殊的事项需要注意。比如，用煮这种烹饪方式时要注意尽量不要糊化；用炖这种烹饪方式时要注意油脂含量和软烂程度。

慎用的烹饪方式

煎、炸的食物会有一种独特的焦香味儿，很能引起食欲。但是，大量或长时间食用煎、炸的食物对人体的健康影响很大，所以不推荐"糖妈妈"经常食用。

烤制的食物油脂含量相对高，不推荐"糖妈妈"经常食用。

对于"糖妈妈"而言，烹饪时勾芡所添加的淀粉会造成额外的糖分吸收，增加了血糖控制的难度。淀粉类制品属于能使血糖升高的食物，应尽量少用。

烹调时间和加工方法

糊化的食物很容易升糖，所以建议"糖妈妈"尽量避免食用。所谓糊化一般是指淀粉糊化，是淀粉与水混合加热到一定温度后，淀粉溶胀、分裂形成均匀糊状溶液。所以，相对于稀饭、粥、烂面条，"糖妈妈"应尽量选择不过烂的食物做主食。

食用经过再加工的产品，升糖比较快，因此要不断提醒孕妈妈尽量吃简单新鲜的食物。

烹饪方式选择

我国地大物博，几千年来，受到各地环境、气候、物产、风俗以及饮食习惯的影响，形成了多种多样的烹饪方法，即使是同一种食材，也可做出多种味道的菜肴。对于血糖高的孕妈妈来说，除了饮食种类和摄入量的控制很重要外，烹饪方法也需要认真选择，因为有的食物可能会因为烹饪方法不同而增加很多热量。

烹饪方式	解析
清蒸	这种烹饪方式处理的食物更易消化、吸收，适合所有人群
煮	此烹饪方式适合所有人群
凉拌	这种烹饪方式有助于改善食欲，"糖妈妈"可选择
白灼	此烹饪方法适合所有人群，但"糖妈妈"采用时，调制的酱汁需无糖、少油、少盐
煲	如果采用这种烹饪方式，一般不建议"糖妈妈"食用老火汤，主张食用生滚汤
炖	"糖妈妈"可选择
炒	推荐使用清炒的烹饪方式
炸	油炸食品含油量高，长期摄入会影响人体健康。"糖妈妈"应避免经常食用
煎	"糖妈妈"应避免经常食用煎制食品
烤	烤制的食物应浅尝辄止，避免经常食用

为"糖妈妈"设计食谱

只要掌握了食物交换份法和记录食谱、体重、血糖的方法，"糖妈妈"一样可以吃得丰盛美味。本节提供的食谱，仅供参考，血糖高的孕妈妈可以根据自己的体重及血糖情况进行调整。

孕早期食谱

孕早期，孕妈妈每天食物摄入量不需要特别增加，但应均衡饮食，品种多样，多摄入富含叶酸等维生素丰富的食物。

黑米面小窝头

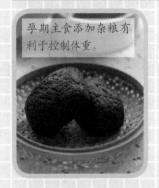
孕期主食添加杂粮有利于控制体重。

原料 面粉 50 克，黑米面 25 克，酵母适量。

做法 ❶将黑米面、面粉和适量酵母，用温水和成较软的面团，醒发 20 分钟。 ❷将面团平均分成若干小面团，制成馒头生坯，醒发 30 分钟后，整形放在蒸屉上蒸 15~20 分钟即可。

功效 能延缓小肠对糖类与脂类的吸收，延缓血糖上升。

燕麦饭

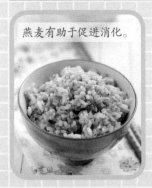
燕麦有助于促进消化。

原料 大米 50 克，燕麦 25 克。

做法 ❶燕麦淘洗干净，浸泡一夜；大米淘洗干净。 ❷将燕麦和大米放入电饭锅中，加入适量清水，煮成米饭。

功效 燕麦能产生饱腹感，减少能量的过多摄入，控制血糖水平，防止餐后血糖上升过快。

玉米面小窝头

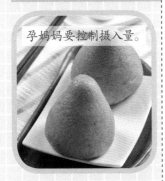

孕妈妈要控制摄入量。

原料 细玉米面 60 克，黄豆面 40 克，泡打粉适量。

做法 ❶细玉米面、黄豆面加适量水、泡打粉，和成软硬适中的面团。❷将面团分成合适的小份，分别揉成小团，套在食指指尖上，用另一只手配合着将面团顺着手指推开成形，轻轻取下来，放入蒸锅。❸大火烧开后改小火蒸 10 分钟即可。

功效 玉米面作为主食食用，饱腹感强，有助于延缓餐后血糖快速上升。

荞麦凉面

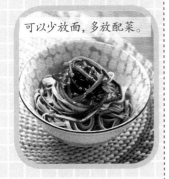

可以少放面，多放配菜。

原料 荞麦面条 100 克，海带丝 50 克，酱油、醋、白芝麻、盐、香油各适量。

做法 ❶将荞麦面条煮熟，捞出过温水，盛入碗中，晾凉后加入酱油、醋、盐、香油拌匀。❷海带丝洗净，沸水焯熟，过凉水，沥干，放在面条上，撒上白芝麻，拌匀即可。

功效 荞麦属于粗粮，所含膳食纤维和维生素较多，淀粉含量低于普通白面条。

蚝油生菜

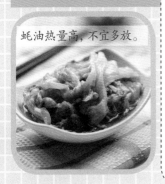

蚝油热量高，不宜多放。

原料 生菜 200 克，蒜、植物油、蚝油各适量。

做法 ❶生菜择洗干净，掰成片；蒜洗净切片；蚝油加水调成汁。❷油锅烧热，放入蒜片爆香，再放入生菜片翻炒。❸生菜快熟时加入适量蚝油汁略煮即可。

功效 此道菜含糖量不高，对血糖影响不大，且生菜富含膳食纤维、矿物质和维生素，可以提高人体的免疫力，所以血糖高的孕妈妈可以食用。

蔬菜虾肉饺

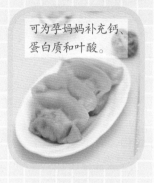

可为孕妈妈补充钙、蛋白质和叶酸。

原料 饺子皮15个，猪瘦肉100克，香菇10克，虾仁50克，玉米粒25克，胡萝卜20克，盐、五香粉各适量。

做法 ❶将猪瘦肉、胡萝卜、香菇和虾仁洗净剁碎，做成馅料。❷将玉米粒、盐和五香粉放入馅料中，搅拌均匀。❸饺子皮包上搅拌好的肉馅，煮熟即可。

功效 富含蛋白质、维生素、卵磷脂和叶酸，可为胎宝宝发育提供充足的营养。

米饭蛋饼

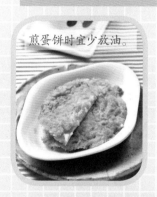

煎蛋饼时宜少放油。

原料 鸡蛋1个，米饭100克，植物油、盐各适量。

做法 ❶将鸡蛋打入大碗中，放盐，打散。❷将米饭放入鸡蛋液中，搅拌均匀。❸平底锅刷油烧热，将混了米饭的蛋液倒入锅中，煎熟即可。

功效 能增加蛋白质的摄入，为孕妈妈提供营养。

竹笋卤面

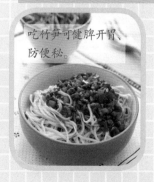

吃竹笋可健脾开胃、防便秘。

原料 荞麦面条100克，竹笋、猪瘦肉各20克，胡萝卜、红椒各10克，植物油、酱油、水淀粉、盐、香油各适量。

做法 ❶将猪瘦肉、竹笋、胡萝卜、红椒都处理干净，切成小丁。❷将荞麦面条煮熟，过温水，盛入大碗中。❸热油锅，放入肉丁煸炒至变色，再放入竹笋丁、红椒丁、胡萝卜丁翻炒，加入酱油、盐、水淀粉，盛出浇在面条上，最后再淋上香油即可。

功效 竹笋是低脂、低热量、高纤维的蔬菜，有利于血糖高的孕妈妈控制血糖和体重。

芦笋蛤蜊饭

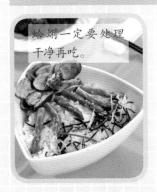

蛤蜊一定要处理干净再吃。

原料 芦笋 50 克，蛤蜊 100 克，海苔丝、姜丝各 10 克，胡萝卜丝 20 克，大米 50 克，醋、盐、香油各适量。

做法 ❶芦笋洗净，切段；蛤蜊洗净，用清水煮熟；大米淘洗干净。 ❷将大米放入电饭锅中，加入适量清水，用姜丝、醋、盐拌匀，再把芦笋段铺在上面一起煮。❸将煮熟的米饭盛出，放入蛤蜊、胡萝卜丝、海苔丝，加香油拌匀。

功效 富含锌、碘、钙、叶酸，营养丰富，有益于胎宝宝的健康发育，适合于孕早期食用。

鸡丝凉面

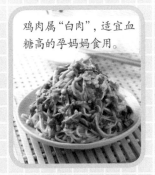

鸡肉属"白肉"，适宜血糖高的孕妈妈食用。

原料 二合面面条 100 克，鸡胸肉 25 克，黄瓜丝 20 克，生抽、醋、盐、葱段、姜片、葱花、花生碎、蒜末各适量。

做法 ❶锅中倒水，放入葱段、姜片和洗净的鸡胸肉，大火煮至鸡胸肉熟烂，将鸡胸肉捞出，晾凉，切成细丝。❷将面条煮熟，过温水，晾凉，放入盘中。 ❸将黄瓜丝放在面上，淋上生抽、醋，放上盐、蒜末、葱花、花生碎，拌匀即可。

功效 鸡胸肉脂肪含量低，蛋白质含量丰富，且容易消化吸收，此道凉面不会对血糖产生较大影响，还能开胃。

意大利通心粉

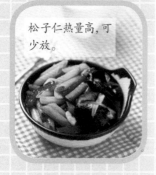

松子仁热量高，可少放。

原料 意大利通心粉100克，松子仁5克，香菇10克，红椒丝、蒜片、植物油、盐各适量。

做法 ❶意大利通心粉放入沸水中煮至八分熟，捞出备用；香菇洗净切花刀。❷热油锅，放入松子仁，炒至颜色微黄，加入蒜片、香菇和红椒丝，炒至香菇变软。❸加入煮过的通心粉和盐，拌炒均匀即可。

功效 松子中含有的脂肪酸有助于胎宝宝大脑发育。

什锦西蓝花

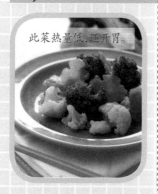

此菜热量低，还开胃。

原料 西蓝花、菜花各50克，胡萝卜25克，盐、醋、香油各适量。

做法 ❶西蓝花和菜花择洗干净，切成小朵；胡萝卜洗净，去皮，切片。❷将全部蔬菜放入沸水锅中焯水断生，盛盘；加入盐、醋、香油，拌匀即可。

功效 富含膳食纤维，可以增加饱腹感，延缓食物消化吸收，有利于维持餐后血糖稳定；富含维生素C和叶酸，能增强免疫力。

番茄豆腐

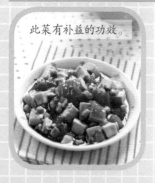

此菜有补益的功效。

原料 番茄60克，豆腐100克，葱花、蒜末、植物油、盐各适量。

做法 ❶豆腐洗净，切块；番茄洗净，切块，备用。❷热油锅，放入蒜末爆香，再放入豆腐块、番茄块拌炒。❸加入水，待水收干约一半的量，加入盐、葱花拌炒均匀即可。

功效 能够为人体补充蛋白质、钙、维生素和叶酸。

萝卜烧牛肉

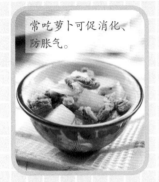

常吃萝卜可促消化、防胀气。

原料 白萝卜 100 克、牛肉 50 克，板栗 25 克，葱段、姜片各 5 克，植物油、料酒、盐各适量。

做法 ❶将白萝卜洗净，去皮，切成块；牛肉洗净，切块；将板栗去皮。❷将牛肉块凉水入锅煮至七成熟，捞出。❸热油锅，葱段、姜片爆香后，放入牛肉块、白开水、料酒、盐，用大火烧开，然后放入白萝卜块及板栗仁，至所有食材熟透后再稍煮收汁即可。

功效 荤素搭配，营养丰富。

胡萝卜鸡蛋饼

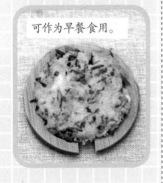

可作为早餐食用。

原料 胡萝卜、菠菜各 50 克，鸡蛋 1 个，面粉 25 克，葱花、植物油、盐各适量。

做法 ❶胡萝卜洗净，去皮，擦成细丝，放入热油锅中翻炒至断生，盛出备用；菠菜洗净切碎；鸡蛋打散成蛋液，下入面粉，搅拌成糊状。❷将胡萝卜丝、菠菜与葱花、盐放入面糊中，再次搅拌均匀。❸平底锅内刷油，用勺子将适量面糊舀入平底锅中，小火煎至两面金黄即可。

功效 含膳食纤维较多，有助于稳定血糖水平，且含叶酸比较丰富，适合孕早期食用。

香椿芽拌豆腐

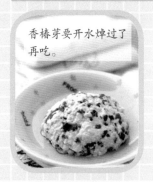

香椿芽要开水焯过了再吃。

原料 豆腐100克，鲜嫩香椿芽50克，香油、盐各适量。

做法 ❶将香椿芽择洗干净，焯水断生，挤去水分，切成细末。❷将豆腐切成合适的小丁，用开水焯一下，捞出，沥水，放在盘内，加入香椿末、盐、香油拌匀即可。

功效 含有丰富的蛋白质、维生素C和胡萝卜素，有助于增强体质。

冬笋香菇扒油菜

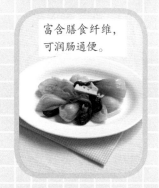

富含膳食纤维，可润肠通便。

原料 冬笋50克，香菇10克，油菜100克，葱末、植物油、盐各适量。

做法 ❶将油菜择洗干净，切段；香菇洗净，切块；冬笋洗净，切片，放入沸水中焯烫。❷热油锅，放入葱末爆香，倒入冬笋片、香菇块煸炒后，再放入油菜段、盐，用大火炒熟即可。

功效 含有丰富的维生素、钙、镁和膳食纤维，能延缓身体对糖的吸收，对控制血糖有益。

韭菜炒虾仁

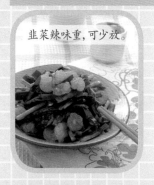

韭菜辣味重，可少放。

原料 韭菜100克，虾仁50克，姜、葱、盐、植物油各适量。

做法 ❶韭菜择洗干净，切寸段；虾仁去虾线，洗净；姜切丝；葱切段。❷热油锅，放姜丝、葱段爆香，放入虾仁、韭菜段、盐，炒至断生即可。

功效 富含膳食纤维、蛋白质、钙、磷、镁和卵磷脂，能延缓食物的消化吸收，且升糖指数低，有助于稳定血糖。

橙香鱼排

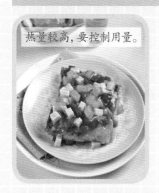

热量较高，要控制用量。

原料 鲷鱼肉 150 克，橙肉、红椒各 20 克，冬笋 30 克，植物油、盐、淀粉各适量。

做法 ❶将鲷鱼肉洗净；冬笋、红椒分别洗净，切丁；橙肉切丁。 ❷鲷鱼肉裹适量淀粉入油锅炸至金黄色，盛出备用。❸锅中放水烧开，放入橙肉丁、红椒丁、冬笋丁，加盐调味，最后用淀粉勾芡，浇在鲷鱼块上即可。

功效 含有有机酸、膳食纤维和蛋白质，有助于稳定血糖和补充营养物质。

菠菜炒牛肉

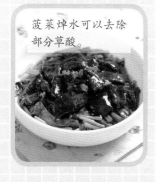

菠菜焯水可以去除部分草酸。

原料 菠菜 100 克，牛里脊肉 50 克，葱末、姜末各 5 克、植物油、盐、料酒、淀粉各适量。

做法 ❶菠菜择洗干净，切寸段，焯水断生；牛里脊肉洗净，切薄片，加入淀粉、部分姜末、料酒，抓匀，腌制 10 分钟。❷热油锅，放入剩余姜末爆香，再放入腌制好的牛肉片，大火快炒后取出。❸锅中底油烧热，将菠菜段、牛肉片放入，用大火快炒几下，放入盐炒匀，撒上葱末即可。

功效 富含蛋白质、铁、维生素和膳食纤维，能帮助孕妈妈补充所需的叶酸，还能增强抵抗力。

凉拌素什锦

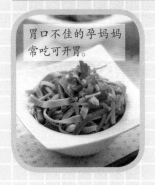

胃口不佳的孕妈妈常吃可开胃。

原料 海带丝、胡萝卜、豆皮、豇豆、豆芽各 30 克，香菜碎、葱末、盐、香油、酱油各适量。

做法 ❶胡萝卜洗净，去皮，切丝；豇豆洗净，去头尾，切寸段；豆皮洗净，切丝；海带丝、豆芽分别洗净。❷将胡萝卜丝、豇豆段、豆皮丝、海带丝、豆芽分别焯水断生，捞出，晾凉。❸将所有原料放在一起拌匀即可。

功效 食材多样，清爽适口，可促进食欲。此菜热量低、脂肪低，富含多种维生素、矿物质和膳食纤维，利于控制血糖。

爆炒鸡胸肉

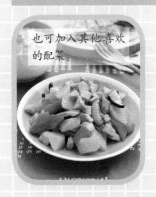

也可加入其他喜欢的配菜。

原料 鸡胸肉 100 克，胡萝卜、土豆、香菇各 15 克，植物油、盐、生抽、淀粉各适量。

做法 ❶鸡胸肉洗净，切丁，放入碗中，再放入生抽和淀粉，抓匀，腌制 10 分钟。❷胡萝卜、土豆分别洗净，去皮，切块；香菇洗净，切片。❸热油锅，放入鸡肉丁翻炒变色后，放入胡萝卜块、土豆块和香菇片，加入盐和适量的水翻炒均匀，煮至土豆块绵软即可。

功效 鸡胸肉热量低，香菇所含的香菇多糖能调节糖代谢，改善糖耐量，有助于控制血糖。

什锦沙拉

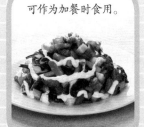

可作为加餐时食用。

原料 紫甘蓝、芦笋、圣女果、小黄瓜各 30 克，无糖沙拉酱适量。

做法 ❶将紫甘蓝洗净，沥干水分后切细丝；小黄瓜洗净，切丁；圣女果洗净，切丁；芦笋洗净，切段。❷把所有处理好的材料装入大碗中，淋无糖沙拉酱，拌匀即可。

功效 含有丰富的叶酸和多种维生素、矿物质，且热量较低，血糖高的孕妈妈可适量食用。

杏鲍菇炒西蓝花

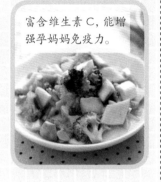

富含维生素C，能增强孕妈妈免疫力。

原料 西蓝花 100 克，杏鲍菇 50 克，植物油、牛奶、盐各适量。

做法 ❶西蓝花洗净，掰成小块；杏鲍菇洗净，切片；西蓝花块、杏鲍菇片分别焯水断生。❷热油锅，放入西蓝花块和杏鲍菇片，加入牛奶，不停翻炒。❸小火炖煮至杏鲍菇熟透，最后加入盐，翻炒均匀即可。

功效 含有多种矿物质和维生素，可调节胰岛素的敏感性，稳定血糖。

香菇山药鸡

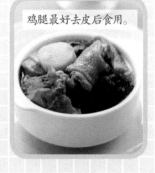

鸡腿最好去皮后食用。

原料 山药 50 克，鸡腿 75 克，干香菇 10 克，料酒、酱油、盐各适量。

做法 ❶山药去皮，洗净，切厚片；干香菇洗净，用温水泡发，去蒂切块，泡香菇的水留下备用；将鸡腿剁成块，洗净，氽烫，去血沫后冲洗干净。❷将鸡腿块和香菇块放入锅中，加入料酒、酱油、盐以及泡发香菇的水同煮。❸开锅后转小火，10 分钟后放入山药片，煮至汤汁稍干即可。

功效 香菇能促进肝糖原合成，减少其分解；山药能减缓碳水化合物的吸收，避免胰岛素分泌过剩，可稳定血糖，同时山药还含有膳食纤维，能控制餐后血糖上升速度。

芦笋炒肉

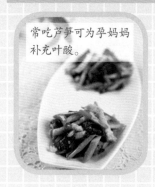

常吃芦笋可为孕妈妈补充叶酸。

原料 猪里脊肉 50 克，芦笋 100 克，木耳 10 克，植物油、蒜末、水淀粉、盐各适量。

做法 ❶芦笋洗净，切段；木耳洗净，撕成小朵；猪里脊肉洗净，切成条，尽量和芦笋段一样粗细。❷热油锅，放入蒜末炒香，然后放入猪里脊肉条、芦笋段、木耳翻炒均匀。❸出锅前加盐调味，用水淀粉勾芡即可。

功效 脂肪含量低，富含蛋白质和铁，对于血糖高的孕妈妈控制体重有帮助。

柠檬煎鳕鱼

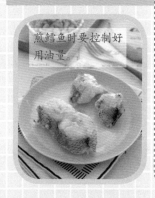

煎鳕鱼时要控制好用油量。

原料 鳕鱼肉 100 克，柠檬半个，鸡蛋清、植物油、盐、水淀粉各适量。

做法 ❶将鳕鱼洗净，切小块，加入盐腌制片刻，挤入柠檬汁。❷将腌制好的鳕鱼块裹上鸡蛋清和水淀粉。❸热油锅，放入鳕鱼块煎至两面金黄即可出锅装盘。

功效 富含二十二碳六烯酸（DHA），有利于胎宝宝大脑发育。柠檬汁还能缓解孕早期的孕吐情况。

口蘑炒豌豆

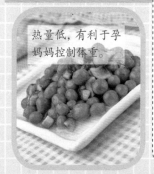

热量低，有利于孕妈妈控制体重。

原料 口蘑 50 克，豌豆 70 克，植物油、盐、水淀粉各适量。

做法 ❶口蘑洗净，切成小丁；豌豆洗净。❷热油锅，放入口蘑丁和豌豆翻炒，加入适量的水煮熟，用水淀粉勾薄芡，最后加盐调味即可。

功效 适量食用不易引起餐后血糖快速上升。

虾炖豆腐

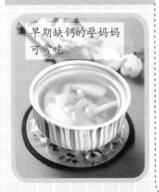

早期缺钙的孕妈妈可常吃。

原料 虾、豆腐各50克，姜片5克，盐适量。

做法 ❶虾去壳、去头、去虾线，洗净；豆腐冲洗干净，切块。❷将虾和豆腐块下入沸水中，再放入姜片，大火煮开，撇去浮沫，转小火继续炖煮。❸食材熟透后将姜片捞出，加盐调味即可。

功效 含有植物蛋白和动物蛋白，营养价值高，且脂肪含量低，很适合血糖高的孕妈妈食用。

清蒸鲈鱼

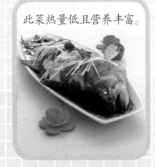

此菜热量低且营养丰富。

原料 鲈鱼300克，蒸鱼豉油、料酒、香菜碎、葱丝、姜丝、盐各适量。

做法 ❶将鲈鱼处理干净，在鱼的两面划几刀，给鱼的全身抹匀盐，然后用料酒淋在鱼身上，腌制5分钟左右。❷在盘子上铺一些葱丝和姜丝，将腌好的鱼放在上面，再将剩下的葱丝和姜丝均匀撒在鱼身上。❸将盛鱼的盘子放在锅中蒸15分钟左右，将蒸鱼豉油淋在鱼身上，撒上香菜碎即可。

功效 富含蛋白质、钙、维生素，具有补肝肾、益脾胃的功效，常食可滋补健身，提高免疫力。

银耳拌豆芽

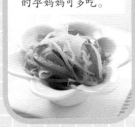

清爽开胃，胃口不佳的孕妈妈可多吃。

原料 绿豆芽100克，干银耳5克，青椒30克，盐适量。

做法 ❶将绿豆芽去根洗净；青椒去蒂，去籽，洗净，切丝；银耳泡发，撕小朵。❷绿豆芽和青椒丝分别焯水断生，捞出晾凉；银耳烫熟，捞出过凉水。❸将银耳、绿豆芽、青椒丝放入盘内，加入盐拌匀，装盘即可。

功效 可消暑利尿，促进食欲，还可以调节糖代谢。

肉末炒芹菜

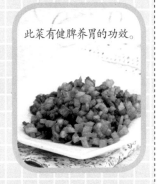

此菜有健脾养胃的功效。

原料 芹菜100克，猪瘦肉25克，酱油、料酒、葱花、姜末、植物油、盐各适量。

做法 ❶猪瘦肉洗净，剁成末，用酱油、料酒腌制10分钟左右；芹菜择洗干净，切丁。❷热油锅，放入葱花、姜末爆出香味，再下肉末，大火快炒快翻，肉末炒熟，拨散后盛盘，备用。❸用底油快炒芹菜丁，断生后加盐炒匀，再倒入肉末，大火快炒几下，加入剩余的酱油、料酒，炒匀即可。

功效 富含膳食纤维和优质蛋白质，可缓解孕妈妈便秘。

椒盐玉米

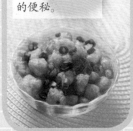

可以缓解孕早期的便秘。

原料 玉米粒100克，鸡蛋清、葱末、椒盐、淀粉、植物油各适量。

做法 ❶玉米粒中加鸡蛋清，搅匀；再加淀粉搅拌均匀，至略微上劲。❷热油锅，油要稍多一些，烧至七成热，把搅好的玉米粒倒进去，过半分钟之后再搅拌，炒至玉米粒呈金黄色。❸将玉米粒盛在大一点儿的盘里，把椒盐倒在玉米粒上，搅拌均匀，再撒上葱末即可。

功效 玉米富含膳食纤维，有助于控制血糖、血脂。

鲍汁西蓝花

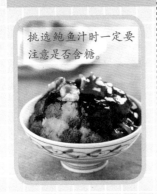

挑选鲍鱼汁时一定要
注意是否含糖。

原料 西蓝花 100 克，鲜百合 10 克，虾仁 20 克，植物油、
鲍鱼汁各适量。

做法 ❶西蓝花掰成小朵，洗净，捞出，焯水断生；鲜
百合掰成小瓣，洗净；虾仁洗净。❷热油锅，倒入西
蓝花朵、虾仁和百合瓣翻炒，再加入适量的水，炒 2
分钟后起锅，浇适量鲍鱼汁即可。

功效 此道菜属于高蛋白、高纤维的食物，还可为孕妈
妈补充叶酸。

山药羊肉汤

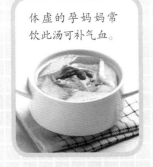

体虚的孕妈妈常
饮此汤可补气血。

原料 山药 50 克，羊肉 75 克，姜片、枸杞子各 10 克，盐、
料酒各适量。

做法 ❶羊肉洗净，切成块；山药去皮后，切片；枸杞
子洗净。❷锅中放入羊肉块、山药片、姜片、枸杞子，
再加入没过食材的水，淋入料酒，大火煮沸，然后转小
火慢炖至羊肉块烂熟，加盐调味即可。

功效 含有多种维生素、蛋白质和多种矿物质，且含有
DHA 等对胎宝宝脑部发育有益的物质，有提高免疫力
的功效。

松仁玉米

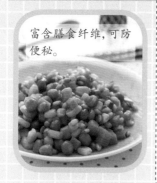
富含膳食纤维，可防便秘。

原料 玉米粒 150 克，胡萝卜 20 克，松子仁 10 克、豌豆 25 克，植物油、盐、葱花、水淀粉各适量。

做法 ❶胡萝卜洗净，去皮，切丁；豌豆、松子仁洗净，备用。❷热油锅，放入葱花爆香，然后放入胡萝卜丁、豌豆、玉米粒翻炒至熟，加入松子仁和盐，继续翻炒。用水淀粉勾芡，翻炒均匀即可。

功效 富含磷脂，能够促进胎宝宝大脑发育。

西芹百合

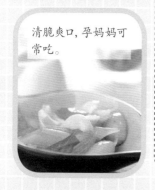
清脆爽口，孕妈妈可常吃。

原料 西芹 100 克，鲜百合 50 克，水淀粉、植物油、盐各适量。

做法 ❶西芹择去筋，洗净，切成较薄的段；鲜百合去蒂洗净，掰成片。❷热油锅，下西芹段炒至五成熟，放入百合片、盐炒熟，用水淀粉勾薄芡即可。

功效 富含膳食纤维、钙、B 族维生素，有促进食欲、降压健脑、清肠利便、促进血液循环等功效。

芒果鸡

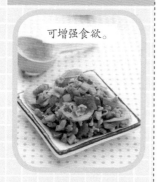
可增强食欲。

原料 鸡胸肉 75 克，芒果、青椒各 30 克，柠檬 10 克，香葱、蒜、黄酒、生抽、植物油、盐各适量。

做法 ❶鸡胸肉洗净，切丁，加盐、黄酒腌制 10 分钟左右；芒果去皮，切丁；青椒洗净，切块；柠檬切片；蒜切末；香葱切成葱花。❷热油锅，放入蒜末爆香，放入鸡肉丁翻炒至变色，再放适量生抽翻炒均匀。❸放入青椒块、柠檬片翻炒约 1 分钟，再放入芒果丁和葱花翻炒均匀即可。

功效 含有多种维生素和蛋白质，且低脂、低热量，很适合有控制体重需求的孕妈妈食用。

茭白炒鸡蛋

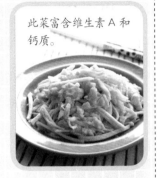

此菜富含维生素 A 和钙质。

原料 鸡蛋 1 个，茭白 100 克，植物油、盐、葱花各适量。

做法 ❶将茭白择洗干净，切成丝；鸡蛋打入碗中，加盐，打散。❷热油锅，放葱花炝锅，放入茭白丝翻炒断生，加入盐，淋入水，炒干汤汁，待熟后盛出，备用。❸另热油锅，倒入鸡蛋液，再将炒过的茭白丝放入同炒，待鸡蛋熟后，装盘即可。

功效 营养价值较高，能提供孕早期所需的部分营养，碳水化合物和脂肪含量又不是很高，属于可控制范围内，对血糖的影响较小。

双鲜拌金针菇

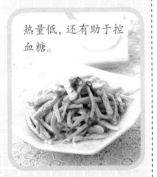

热量低，还有助于控血糖。

原料 金针菇 50 克，鸡胸肉 50 克，鱿鱼 50 克，姜丝、蒜瓣、葱花、盐、香油各适量。

做法 ❶金针菇下沸水焯透，捞出，过凉水，挤出水分；鱿鱼收拾干净，切成细丝；鸡胸肉洗净，切成细丝。❷鸡胸肉丝和鱿鱼丝分别在放了姜丝的沸水中余熟，捞出过凉水，沥干水分。❸将所有收拾好的食材放在大碗中，放入盐、蒜瓣、葱花、香油，拌匀装盘即可。

功效 鸡胸肉、鱿鱼都属于高蛋白、低脂肪的食物，对血糖影响相对较小，适合血糖高的孕妈妈食用。金针菇含有丰富的钾、锌，能加强机体对葡萄糖的利用，有助于控制血糖。

推荐加餐

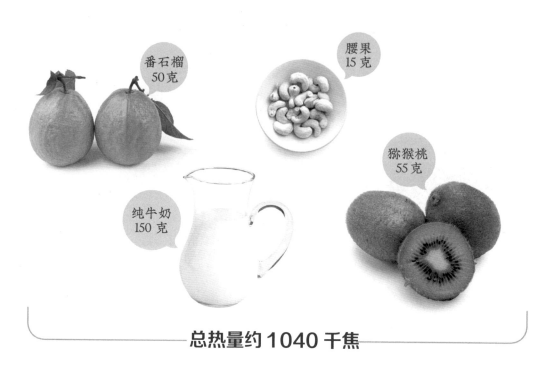

番石榴
50克

腰果
15克

纯牛奶
150克

猕猴桃
55克

总热量约 1040 千焦

樱桃
50克

苹果
50克

纯牛奶
150克

花生仁
15克

总热量约 977 千焦

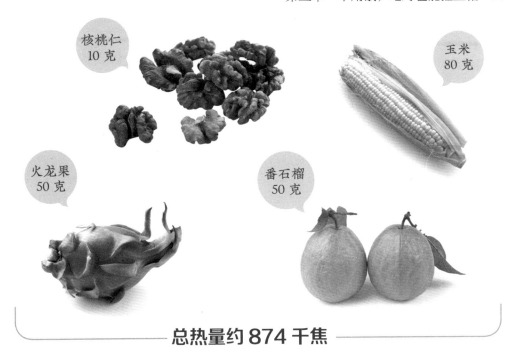

核桃仁 10 克

玉米 80 克

火龙果 50 克

番石榴 50 克

总热量约 874 千焦

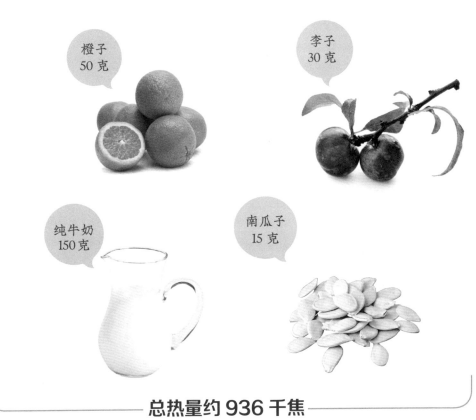

橙子 50 克

李子 30 克

纯牛奶 150 克

南瓜子 15 克

总热量约 936 千焦

孕中期食谱

孕中期，胎儿进入快速发育阶段，孕妈妈的能量需求也有所增加。这一时期孕妈妈需要补充铁，为胎宝宝发育提供营养的同时，还要预防贫血。

黄豆核桃杏仁露

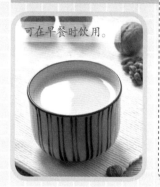

可在早餐时饮用。

原料 黄豆 20 克，核桃仁 10 克，杏仁 10 克。

做法 ❶黄豆洗净，浸泡一夜；杏仁洗净，浸泡 3 小时；核桃仁洗净。 ❷将黄豆、杏仁、核桃仁一起放入豆浆机中，加水至指定水位线，打成豆浆，待煮熟后饮用即可。

功效 可有效稳定血糖水平，为机体补充所需的多种维生素、矿物质和膳食纤维。

麦仁饭

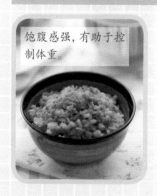

饱腹感强，有助于控制体重。

原料 小麦仁、荞麦、燕麦、大米各 25 克。

做法 所有原料淘洗干净，加适量清水放入电饭锅煮成饭。

功效 胆固醇含量低，富含膳食纤维和矿物质，适合血糖高的孕妈妈用来代替碳水化合物较高的精细主食。

番茄面片汤

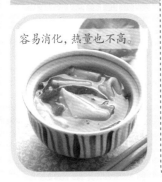

容易消化，热量也不高。

原料 番茄 60 克，面片 50 克，植物油、盐、香油各适量。

做法 ❶番茄上划"十"字口，用开水略烫，去皮，切块。❷热油锅，炒香番茄块，加入适量水烧开，再加入面片。❸煮 3 分钟左右后，加盐和香油调味即可。

功效 富含维生素 C、番茄红素、膳食纤维等，具有滋阴清火、健胃消食的作用，且有利于血糖高的孕妈妈控制体重。

海带焖饭

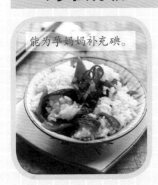

能为孕妈妈补充碘。

原料 海带 20 克，大米 50 克，盐、红椒丝各适量。

做法 ❶大米淘洗干净；海带洗净，切小块。❷锅中放入大米和适量的水，用大火烧沸后放入海带，小火煮至米粒熟烂，加盐调味。❸最后盖上锅盖，用小火焖 15 分钟，盛出，撒上红椒丝点缀即可。

功效 含有丰富的碘、钾、钙，有利于胎宝宝的生长发育。

蒜末菠菜

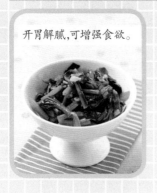

开胃解腻，可增强食欲。

原料 菠菜 200 克，植物油、盐、蒜末各适量。

做法 ❶菠菜择洗干净，焯水断生，捞出过凉水，挤干水分，切段。❷热油锅，放入菠菜段、蒜末和盐翻炒均匀即可。

功效 菠菜是补铁和膳食纤维的佳品，还可改善餐后血糖代谢。

菠菜炒鸡蛋

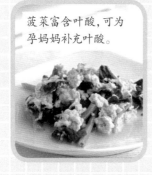

菠菜富含叶酸，可为孕妈妈补充叶酸。

原料 菠菜 100 克，鸡蛋 1 个，葱丝、植物油、盐各适量。

做法 ❶菠菜择洗干净，切段；鸡蛋打入碗中，搅散。❷热油锅，倒入鸡蛋液，炒熟，盛出备用。❸热油锅，放入葱丝爆香，倒入菠菜段，加盐翻炒均匀，倒入炒好的鸡蛋，拌炒均匀即可。

功效 营养丰富，有补血的功效，可帮助孕妈妈补充营养，预防缺铁性贫血。

彩椒炒玉米粒

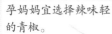

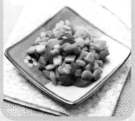

孕妈妈宜选择辣味轻的青椒。

原料 嫩玉米粒 100 克，青椒丁、红椒丁各 50 克，盐、植物油各适量。

做法 ❶嫩玉米粒洗净，沥干水分。❷热油锅，放入嫩玉米粒和盐，翻炒 3 分钟，加少许水，翻炒均匀。❸放入青椒丁、红椒丁，调入盐，翻炒均匀即可。

功效 富含膳食纤维和多种矿物质，有助于改善胰岛素的敏感性，稳定血糖，适合血糖高的孕妈妈食用。

冬瓜鲜虾卷

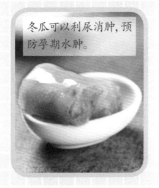

冬瓜可以利尿消肿，预防孕期水肿。

原料 鲜虾 100 克，冬瓜 200 克，香菇、胡萝卜、芹菜各 50 克，植物油、盐各适量。

做法 ❶鲜虾洗净，剥成虾仁，去虾线，放盐，剁成蓉；冬瓜去皮、瓤，洗净，切成大小适宜的薄片；香菇、芹菜、胡萝卜分别洗净，切细丝。❷冬瓜片用开水烫软，将胡萝卜丝、芹菜丝、香菇丝分别焯水断生。❸将除冬瓜外的全部材料包入冬瓜片内卷成卷，刷上油，上蒸笼蒸熟即可。

功效 营养丰富，富含蛋白质、钙、锌、膳食纤维等，有助于控制血糖。

板栗烧仔鸡

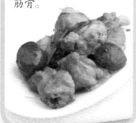

孕期常吃，可以强健筋骨。

原料 仔鸡 150 克，板栗 20 克，小葱、姜、料酒、生抽、盐各适量。

做法 ❶板栗用刀划开小口，放锅中煮 10 分钟，捞出去壳。❷仔鸡洗净、切块，加盐、料酒、生抽腌制 10 分钟。❸将板栗和仔鸡块放入锅中，加水、小葱、姜、盐，焖烧至板栗仁熟烂，再调制大火，继续焖 5 分钟即可。

功效 富含蛋白质、脂溶性维生素、铁，有补肾健脾、补益气血的功效，但注意不要过量食用。

凉拌莴笋

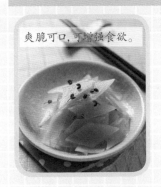

爽脆可口，可增强食欲。

原料 莴笋 150 克，植物油、花椒、醋、香油各适量。

做法 ❶莴笋去皮，洗净，切成长薄片，放于盘中。❷热油锅，炸花椒。❸将花椒油与其余调味料调匀，淋在莴笋上，拌匀即可。

功效 富含膳食纤维和维生素 C、叶酸，对控制体重很有帮助，有利于清肠、开胃和消水肿。

海带蛋卷

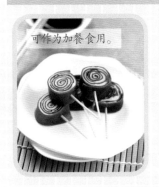

可作为加餐食用。

原料 干海带芽 8 克，鸡蛋 2 个，植物油、盐各适量。

做法 ❶将干海带芽放入开水中泡发，备用。❷将鸡蛋、海带芽和盐充分搅拌均匀成蛋液，备用。❸平底锅倒油加热，倒入蛋液煎至半熟，慢慢卷成蛋卷，起锅切段即可。

功效 鸡蛋与任何食材搭配，都营养丰富、美味可口，需要控制胆固醇摄入的孕妈妈，每天不超过一个整鸡蛋。

番茄鸡片

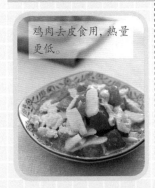

鸡肉去皮食用，热量更低。

原料 鸡肉 75 克，荸荠 20 克，番茄 30 克，水淀粉、植物油、盐各适量。

做法 ❶鸡肉洗净，切片，放入碗中，加入盐和水淀粉，抓匀，腌制 10 分钟；荸荠洗净，去皮，切片；番茄洗净，去皮，切块。❷热油锅，放入鸡肉片，炒至变白，放入荸荠片、盐、番茄块，翻炒至熟，最后用水淀粉勾芡即可。

功效 富含蛋白质、维生素 C、膳食纤维、铁、钙、磷等，营养丰富。

洋葱爆牛肉

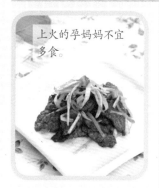

上火的孕妈妈不宜多食。

原料 牛肉75克，洋葱80克，黄椒20克，盐、醋、料酒、淀粉、鸡蛋清、植物油、葱花各适量。

做法 ❶牛肉洗净，切片，加盐、料酒、淀粉、鸡蛋清抓匀，腌制15分钟；洋葱洗净，切丝；黄椒洗净，切丝。❷热油锅，放入腌好的牛肉片翻炒，加少许醋，炒至约七分熟，盛出备用。❸锅底油烧热，倒入洋葱丝、黄椒丝爆香，翻炒数下，再加入炒好的牛肉片继续翻炒，再加入盐调味，拌炒均匀，撒上葱花即可。

功效 富含蛋白质、矿物质和B族维生素，营养价值很高，还能给孕妈妈补充所需的铁质。

彩椒炒牛肉

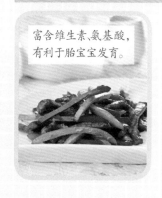

富含维生素、氨基酸，有利于胎宝宝发育。

原料 牛里脊、红椒、黄椒各50克，植物油、盐、料酒、淀粉、鸡蛋清、姜丝、生抽各适量。

做法 ❶牛里脊肉洗净，切丝，加盐、鸡蛋清、淀粉、料酒，抓拌均匀，备用；红椒、黄椒洗净，去蒂，去籽，切丝；生抽、淀粉和水调成芡汁。❷热油锅，放入红椒丝和黄椒丝翻炒断生，备用；另起锅热油，放入姜丝爆香，牛肉丝下锅炒散，放入红椒丝和黄椒丝翻炒均匀，倒入芡汁，翻炒均匀即可。

功效 富含铁、优质蛋白质和脂溶性维生素，具有补脾和胃、益气补血的功效，适合孕妈妈滋补身体。

海蜇拌双椒

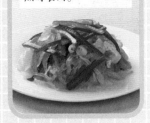

尤其适合孕妈妈在天热时食用。

原料 海蜇皮100克，青椒、红椒各20克，姜丝、盐、香油各适量。

做法 ❶海蜇皮温水浸泡，洗净，切丝汆烫；青椒、红椒分别洗净，切丝备用。❷青椒丝、红椒丝拌入海蜇丝，加姜丝、盐、香油拌匀即可。

功效 富含碘，可促进胎宝宝神经及大脑发育。

翡翠鲤鱼

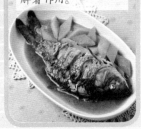

西瓜皮有一定的清热解暑作用。

原料 鲤鱼200克，西瓜皮、植物油、生抽、醋、盐各适量。

做法 ❶西瓜皮洗净，去绿皮，切菱形片；鲤鱼处理好，洗净。❷油锅烧热，放入鲤鱼稍煎，再加入生抽、醋和适量清水，盖上锅盖稍焖煮。❸加入西瓜皮、盐，用小火焖煮入味。

功效 富含蛋白质、维生素等多种营养成分，且热量低。

香干拌花生仁

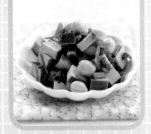

此菜有滋养补气的功效。

原料 香菜20克，花生仁、香干各50克，醋、香油、盐各适量。

做法 ❶花生仁煮熟，去皮；香干洗净，切丁。❷香菜择洗干净，切末备用。❸把香菜末和香干丁、花生仁放在碗中，加盐、醋和香油，拌匀即可。

功效 此菜有健脾开胃的作用，富含蛋白质、钙和磷脂，适合胃口不佳的孕妈妈。

山药五彩虾仁

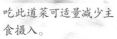

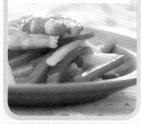

吃此道菜可适量减少主食摄入。

原料 虾仁、山药各 50 克，胡萝卜、青椒各 30 克，醋、盐、姜丝、蒜蓉、酱油、植物油各适量。

做法 ❶虾仁去虾线，洗净；山药去皮，洗净，切成细条；胡萝卜洗净，去皮，切成细条；青椒洗净，切条。
❷热油锅，放入姜丝、蒜蓉爆香，再放入山药条、胡萝卜条翻炒断生，下虾仁翻炒至变色，再放青椒条以及调味料翻炒均匀，即可盛盘。

功效 富含蛋白质、维生素、矿物质和膳食纤维，可促进孕妈妈的食欲，且有补脾安神的作用。

什锦面

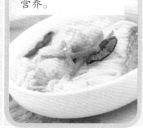

可为胎宝宝补充多种营养。

原料 鸡肉 30 克，香菇 10 克，虾仁、胡萝卜丝、青菜各 20 克，切面 100 克，盐、姜丝、香油各适量。

做法 ❶将香菇去蒂，洗净切丝；鸡肉洗净，切丁。
❷锅中加水，将香菇丝、鸡肉丁放入锅中煮熟，再加入胡萝卜丝、青菜、虾仁及盐、姜丝，大火煮 5 分钟。
❸将切面煮熟，放入煮香菇、鸡肉的汤中，淋入香油即可。

功效 食材丰富，营养均衡，且脂肪含量低，适合孕中期血糖高的孕妈妈的营养需求，注意尽量不喝面汤。

牛肉焗饭

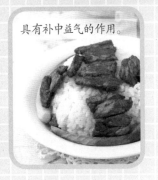

具有补中益气的作用。

原料 牛肉、大米、小白菜各50克，盐、生抽、料酒各适量。

做法 ❶牛肉洗净，切片，用盐、生抽、料酒腌制；小白菜择洗干净，焯烫断生；大米淘洗干净。❷大米放入电饭锅中，加入适量的水，开火煮饭，待饭将煮熟时，调成微火，放入牛肉片继续煮，牛肉片熟后，把小白菜围在边上即可。

功效 富含铁、蛋白质、多种维生素和矿物质等营养成分，孕妈妈常吃能增强体力。

虾仁娃娃菜

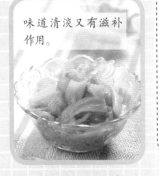

味道清淡又有滋补作用。

原料 娃娃菜100克，虾仁50克，清汤、盐各适量。

做法 ❶娃娃菜洗净，切段；虾仁洗净备用。❷锅内倒入适量的清汤，大火烧开后放入娃娃菜段，开锅后加入虾仁，大火滚煮至熟，加入适量盐即可。

功效 含优质蛋白质、维生素A、维生素C、维生素B_1、维生素B_2，有利于胎宝宝发育。

凉拌空心菜

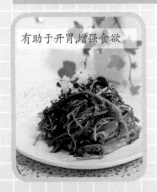

有助于开胃增强食欲。

原料 空心菜150克，蒜末、盐、香油各适量。

做法 ❶空心菜择洗干净，切段，焯烫熟，捞出沥干。❷蒜末、盐、香油与少量水调匀后，再和空心菜段拌匀即可。

功效 膳食纤维含量丰富、热量低，可延缓食物的消化吸收，还能控制餐后血糖上升。

炝拌黄豆芽

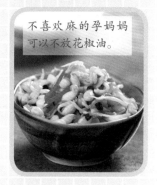

不喜欢麻的孕妈妈可以不放花椒油。

原料 黄豆芽 100 克，胡萝卜 50 克，盐、花椒油、香油各适量。

做法 ❶黄豆芽洗净；胡萝卜洗净，去皮，切丝。❷黄豆芽、胡萝卜丝分别焯水，捞出沥干。❸将黄豆芽、胡萝卜丝倒入大碗中，调入盐、香油、花椒油，搅拌均匀即可。

功效 黄豆芽含有维生素 B_2，能帮助体内碳水化合物的分解和代谢，清除体内自由基，有助于稳定血糖。

干烧黄花鱼

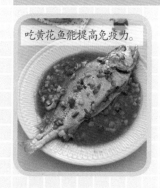

吃黄花鱼能提高免疫力。

原料 黄花鱼 200 克，香菇 10 克，五花肉 30 克，葱末、蒜末、姜末、料酒、生抽、盐、植物油各适量。

做法 ❶黄花鱼收拾干净；香菇洗净，切丁；五花肉洗净，切成小丁。❷热油锅，放入黄花鱼，煎至两面微黄。❸另起油锅，放入肉丁、香菇丁、姜末、葱末和蒜末，用小火煸炒，再放入其他调料和水烧开，放入煎好的黄花鱼，转小火烧 15 分钟即可。

功效 富含优质蛋白质和 B 族维生素，且脂肪含量低，还可以促进胎宝宝生长发育。

清蒸大虾

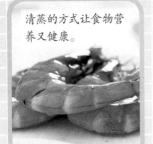

清蒸的方式让食物营养又健康。

原料 虾150克，葱、姜、料酒、花椒、醋、酱油、香油各适量。

做法 ❶虾洗净，去壳，去虾线；葱洗净，切丝；姜洗净，一半切片，一半切末。❷将虾摆在盘子内，加入料酒、葱丝、姜片、花椒，大火蒸6分钟。❸用醋、酱油、姜末和香油兑成汁，供蘸食。

功效 脂肪含量低，不易导致血糖升高，而且还可以补充蛋白质和钙。

西葫芦饼

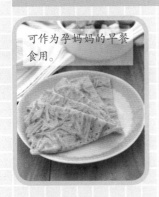

可作为孕妈妈的早餐食用。

原料 西葫芦150克，面粉50克，鸡蛋1个，植物油、盐各适量。

做法 ❶鸡蛋打散，加盐调味；西葫芦洗净，擦丝。❷将西葫芦丝和面粉放进鸡蛋液中，搅拌均匀成面糊。❸热油锅，将面糊倒进去，煎至两面金黄，切块盛盘即可。

功效 西葫芦中的有效成分可以促进人体胰岛素分泌，控制血糖，延缓餐后血糖上升。

荸荠银耳汤

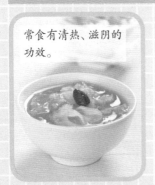

常食有清热、滋阴的功效。

原料 荸荠20克，干银耳10克，枸杞子、盐各适量。

做法 ❶将荸荠去皮洗净，切薄片，放清水中浸泡30分钟，取出沥干备用。❷干银耳用温水泡发，洗去杂质，用手撕成小朵；枸杞子泡软，洗净。❸将荸荠片、银耳、枸杞子放入锅中，加适量清水，锅置于火上，用小火煮熟，加盐调味即可。

功效 银耳含膳食纤维比较多，并且富含胶质，经常食用有助于降血糖，并且对高血压、高脂血症等也有较好的防治效果。

如意蛋卷

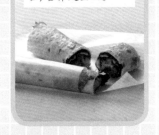

鱼肉、鸡蛋和虾仁组合，营养更全面。

原料 鸡蛋1个，虾仁、草鱼肉各50克，蒜薹段50克，紫菜、植物油、盐、水淀粉各适量。

做法 ❶草鱼肉与虾仁洗净，剁成肉蓉，加盐、水淀粉搅拌均匀。❷将蒜薹段焯烫沥干；鸡蛋打散后入油锅制成蛋皮。❸蛋皮上铺紫菜，将肉蓉、蒜薹段均匀地铺于紫菜上，卷起来。❹蛋卷汇合处抹少许水淀粉，用细绳绑住，上锅蒸熟，切开即可。

功效 富含优质蛋白质和维生素、矿物质，且脂肪含量低，适量进食不会引起血糖快速上升，适合孕中期血糖高的孕妈妈补充营养。

五彩蒸饺

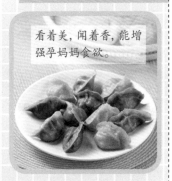

看着美，闻着香，能增强孕妈妈食欲。

原料 猪肉末75克，面粉100克，紫薯、南瓜各30克，芹菜、菠菜各50克，植物油、葱末、姜末、盐各适量。

做法 ❶将紫薯、南瓜处理好后蒸熟，分别捣成泥；菠菜洗净加适量清水榨成汁；芹菜焯水，切成末。❷面粉中添加菠菜汁，和成面团，制成饺子皮。❸将紫薯泥、南瓜泥分别与面粉和适量清水混合，和成面团，制成饺子皮。❹猪肉末、芹菜末、植物油、盐、葱末、姜末拌匀，做成馅。❺将饺子皮中放入馅，包成饺子，蒸熟即可。

功效 营养丰富，热量不高，富含多种维生素、矿物质和膳食纤维，可以帮助平稳血糖。

虾仁鸡肉卷

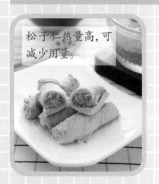

松子仁热量高，可减少用量。

原料 鸡肉 75 克，虾仁 50 克，松子仁 10 克，胡萝卜碎、葱丝、鸡蛋清、盐、料酒、淀粉各适量。

做法 ❶鸡肉洗净，切成薄片。❷虾仁洗净，切碎剁成蓉，加胡萝卜碎、盐、料酒、鸡蛋清和淀粉搅匀。❸在鸡肉片上放虾蓉和松子仁，卷成卷儿，大火蒸熟，再撒上葱丝点缀即可。

功效 营养丰富，高蛋白，适合血糖高的孕妈妈食用。

凉拌蕨菜

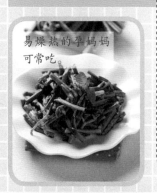

易燥热的孕妈妈可常吃。

原料 蕨菜 200 克，盐、酱油、醋、蒜末、香油、薄荷叶各适量。

做法 ❶将蕨菜洗净，放入开水中烫熟，捞出切段。❷加入蒜末、酱油、香油、盐、醋拌匀，点缀薄荷叶即可。

功效 含有丰富的膳食纤维和维生素 C，能促进胃肠蠕动，具有下气、通便的作用。

醋焖腐竹带鱼

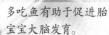

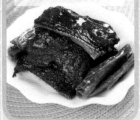

多吃鱼有助于促进胎宝宝大脑发育。

原料 带鱼 200 克，腐竹 50 克，植物油、老抽、料酒、醋、盐各适量。

做法 ❶带鱼去头尾、内脏，切成段，用老抽、料酒腌制 1 小时左右；腐竹用温水泡发，切段。❷热油锅，将带鱼段煎至八成熟时捞出。❸另起油锅，放入带鱼段，倒入醋、适量白开水，调入盐，放入泡好的腐竹段，炖至入味，最后收汁即可。

功效 含不饱和脂肪酸较多，有利于控制体内脂肪堆积，从而降低血脂，也有利于平稳血糖。

东北乱炖

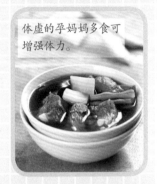

体虚的孕妈妈多食可增强体力。

原料 猪排骨 100 克，茄子、土豆、豆角、番茄各 40 克，植物油、盐、生抽各适量。

做法 ❶猪排骨洗净，斩成段，氽水沥干；茄子、土豆、番茄分别洗净，切块；豆角洗净，切段。❷猪排骨段、土豆块入热油锅炒匀。❸依次倒入茄子块、番茄块、豆角段翻炒，加水，大火煮沸后，改小火慢炖。❹加入盐和生抽，大火收汁即可。

功效 富含维生素 D、维生素 C、铁、钾，适量摄入不仅可以为孕中期的孕妈妈提供身体所需营养，还不会对血糖的控制产生不良影响。

鸡蓉干贝

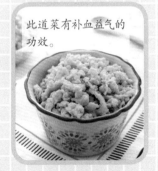

此道菜有补血益气的功效。

原料 鸡胸肉 100 克，干贝 20 克，鸡蛋、植物油、盐各适量。

做法 ❶鸡胸肉洗净，剁成鸡蓉；干贝洗净，放入碗内，加清水，上笼屉蒸一个半小时，取出后压碎。❷鸡蓉碗内打入鸡蛋，快速搅拌均匀，加入干贝碎、盐拌匀。❸热油锅，下入混合好的蛋液，用锅铲不断翻炒，待鸡蛋凝结成形即可。

功效 富含钙、锌、碘和硒，既能促进胰岛素调节糖代谢，从而稳定血糖，还能促进这一时期胎宝宝心脏和神经系统的发育。

芝麻茼蒿

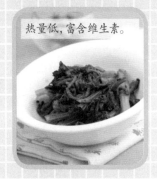

热量低,富含维生素。

原料 茼蒿 100 克,黑芝麻 5 克,香油、盐各适量。

做法 ❶茼蒿择洗干净,切段,用开水略焯。❷黑芝麻炒香。❸将黑芝麻撒在茼蒿段上,加香油、盐搅拌均匀即可。

功效 此菜富含维生素和膳食纤维、磷脂、钙、铁,有养心安神、降压补脑、缓解记忆力减退的功效。

什锦烧豆腐

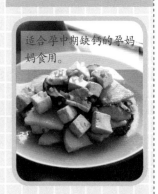

适合孕中期缺钙的孕妈妈食用。

原料 虾皮 10 克,豆腐 100 克,笋尖、香菇、鸡肉各 30 克,植物油、料酒、酱油、盐、姜末、葱花各适量。

做法 ❶豆腐洗干净,切块;香菇、笋尖、鸡肉分别洗净,切片。❷油锅烧热,将姜末、虾皮和香菇片煸炒出香味,放豆腐块和鸡肉片、笋片,加酱油、料酒炒匀,加清水略煮,放盐调味,撒上葱花即可。

功效 含钙量较高,可以补充钙质;可促进胰岛素分泌,防止血糖过高。

凉拌萝卜丝

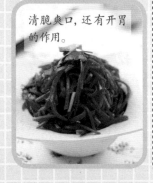

清脆爽口,还有开胃的作用。

原料 心里美萝卜 1 个,盐、酱油、醋、香菜段各适量。

做法 ❶将心里美萝卜洗净,去皮,放入清水中浸泡 30 分钟。❷取出后切成细丝,放入碗中,调入盐后搅匀,腌制 15 分钟。❸腌制后用手挤出萝卜丝里的水分;然后调入酱油、醋搅匀,最后撒上香菜段即可。

功效 萝卜升糖指数低,且富含膳食纤维,不仅可以帮助机体延缓对食物的吸收,降低餐后血糖,还能促进肠蠕动,预防孕妈妈便秘。

砂锅鱼头

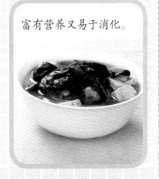

富有营养又易于消化。

原料 鱼头 100 克，冻豆腐 80 克，香菇 10 克，香菜段、葱丝、姜丝、盐、料酒、植物油各适量。

做法 ❶鱼头洗净，剖成两半，撒盐腌制；香菇、冻豆腐洗净切块。❷热油锅，放葱丝、姜丝爆香，放鱼头煎至鱼皮呈金黄色，倒入料酒，加水没过鱼头，放香菇块、冻豆腐块，水开后转小火炖熟；调入盐，撒上香菜段即可。

功效 鱼肉脂肪含量低，含 DHA 和钙，适当进食不仅不会影响血糖，还能为胎宝宝的发育提供营养。

烤青菜饭团

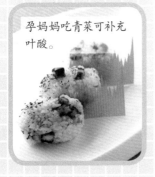

孕妈妈吃青菜可补充叶酸。

原料 米饭 100 克，熟鳗鱼肉（鳗鱼肉用微波炉烤脆）80 克，青菜叶 50 克，盐、植物油各适量。

做法 ❶将熟鳗鱼肉用盐抹匀，切末；青菜叶洗净，切丝。❷青菜丝、熟鳗鱼肉末拌入米饭中。❸取适量米饭，根据喜好捏成各种形状的饭团。❹平底锅刷油烧热，将捏好的饭团煎熟即可。

功效 富含蛋白质、钙、磷等营养素，对胎宝宝的发育有好处。

彩椒炒腐竹

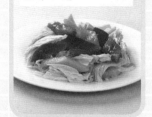

对孕妈妈的心血管功能有好处。

原料 腐竹 50 克，黄椒、红椒各 1 个，葱末、植物油、盐各适量。

做法 ❶黄椒、红椒洗净，切片；腐竹泡发，切成段。❷热油锅，放入葱末爆香，再放入黄椒片、红椒片、腐竹段翻炒。❸待食材断生，加盐调味即可。

功效 富含钙质和维生素，能促进钙的吸收；可调节胰岛素分泌水平，防止血糖过高。

芝麻圆白菜

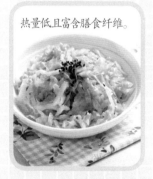

热量低且富含膳食纤维。

原料 圆白菜 200 克，黑芝麻 10 克，植物油、盐各适量。

做法 ❶用小火将黑芝麻不断翻炒，炒出香味，盛出；圆白菜洗净，切丝。❷热油锅，放入圆白菜丝，翻炒几下，加盐调味，炒至圆白菜丝熟透发软，撒上黑芝麻即可。

功效 圆白菜升糖指数低，富含膳食纤维，可以调节血糖和血脂。

鹌鹑蛋烧肉

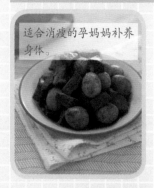

适合消瘦的孕妈妈补养身体。

原料 鹌鹑蛋 5 个，猪瘦肉 75 克，植物油、酱油、盐各适量。

做法 ❶猪瘦肉氽水后洗净，切块；鹌鹑蛋煮熟剥壳，入油锅炸至微黄。❷再起油锅，将猪瘦肉炒至变色，加酱油、盐调味，加清水，待汤汁烧至一半时，加入鹌鹑蛋，大火收汁即可。

功效 含有丰富的卵磷脂、铁和蛋白质，具有健脑和补血的功效。

香菇炖乳鸽

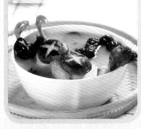

滋补作用强，适合体虚的孕妈妈。

原料 乳鸽150克，香菇20克，干木耳5克，山药30克，枸杞子、姜片、红枣、盐各适量。

做法 ❶香菇洗净，切花刀；干木耳泡发，洗净，掰成小朵；山药去皮，洗净，切块。❷乳鸽入沸水中余去血水。❸砂锅放入适量的水烧开，放入姜片、香菇、乳鸽，小火炖1小时；放入枸杞子、木耳、山药块、红枣，炖20分钟，加盐调味即可。

功效 鸽肉优质蛋白质含量丰富，易于吸收，可以滋补肾气，改善因肾虚引起的内分泌代谢紊乱，从而稳定血糖。

芦笋炒番茄

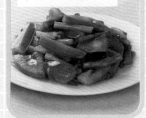

可口开胃，还有助于稳定血糖。

原料 芦笋、番茄各100克，植物油、盐、香油、葱末、姜片各适量。

做法 ❶番茄洗净，切块；芦笋去硬皮、洗净，放入锅中焯10分钟后捞出，切成小段。❷热油锅，放入葱末、姜片爆香，放入芦笋段、番茄块一起翻炒。❸翻炒至八成熟时，加盐、香油，继续翻炒均匀即可出锅。

功效 芦笋富含多种维生素和矿物质，可以促进胰岛素分泌，有助于控制血糖。

推荐加餐

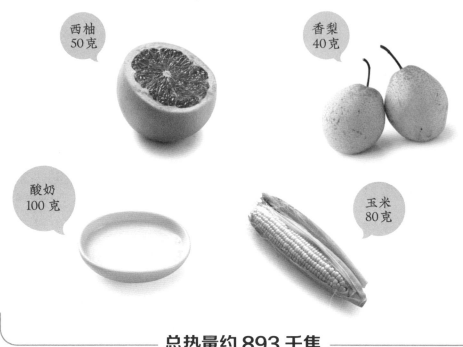

西柚
50 克

香梨
40 克

酸奶
100 克

玉米
80 克

总热量约 893 千焦

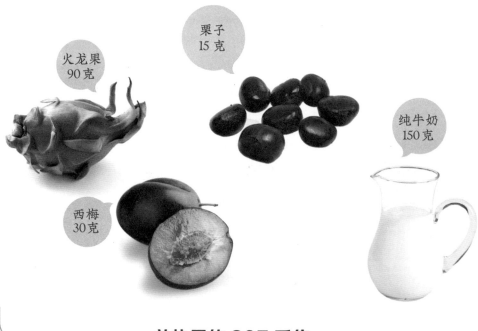

火龙果
90 克

栗子
15 克

纯牛奶
150 克

西梅
30 克

总热量约 805 千焦

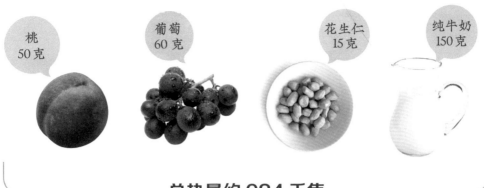

总热量约 984 千焦

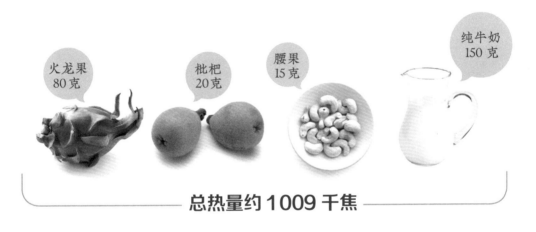

总热量约 1009 千焦

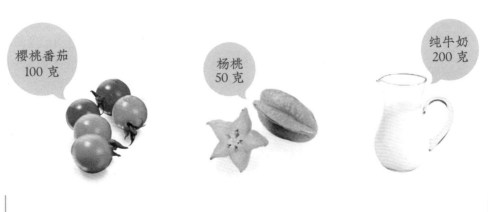

总热量约 715 千焦

孕晚期 食谱

孕晚期，"糖妈妈"的能量需要与孕中期基本相同，但所摄入的营养物质结构需要适当调整。这一时期的孕妈妈需要补充钙质和一些能够为分娩积蓄力量的食物。

鲜橙蒸蛋

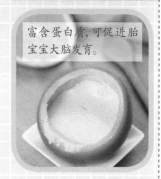

富含蛋白质，可促进胎宝宝大脑发育。

原料 鲜橙 100 克，鸡蛋 1 个，盐、香油各适量。

做法 ❶鲜橙洗净，从 1/4 处切下，挖出橙子肉，放入榨汁机中榨橙汁。❷鸡蛋打入碗中，加盐打散，淋入榨好的橙汁搅匀，倒入挖空的橙子壳内，盖上从 1/4 处切下的橙子皮，用牙签固定好，放入烧沸的蒸锅蒸 10 分钟，取出，揭去橙子皮做的盖，淋上香油即可。

功效 橙子富含维生素 C、膳食纤维、果胶、苹果酸等营养成分，能够提高身体抵抗力，增加血管弹性，有助于预防血糖高引起的微血管病变，保护血管。

三鲜水饺

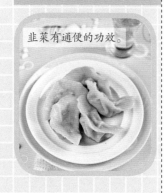

韭菜有通便的功效。

原料 韭菜 200 克，虾 100 克，鸡蛋 1 个，植物油、盐、蚝油、饺子皮各适量。

做法 ❶韭菜择洗干净，切碎；虾去壳、头、虾线，洗净，切大块；鸡蛋打入碗内搅匀，炒熟，切碎。❷把鸡蛋碎、虾块、韭菜碎放入盆中，加入盐、蚝油顺一个方向搅匀，做成馅。❸饺子皮中间放馅，边缘沾水，捏成饺子，下锅煮熟即可。

功效 含有丰富的蛋白质、钙和维生素等营养物质，可为孕妈妈补充所需营养。

枸杞豆浆

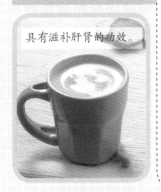

具有滋补肝肾的功效。

原料 黄豆 30 克，枸杞子 5 克。

做法 ❶黄豆提前浸泡 8 小时；枸杞子洗净。❷将浸泡好的黄豆、枸杞子放进豆浆机里，加入适量的水，打成豆浆，待煮熟后即可饮用。

功效 有助于降血糖、改善糖耐量。

蛋包饭

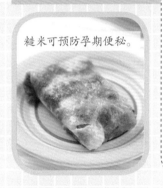

糙米可预防孕期便秘。

原料 糙米饭 100 克，洋葱末 30 克，肉丝 20 克，鸡蛋 1 个，番茄酱、植物油、盐各适量。

做法 ❶热油锅，放入肉丝和洋葱末炒熟，加入糙米饭、番茄酱和盐拌炒均匀，盛出备用。❷鸡蛋打匀成蛋液，倒入平底锅中煎成蛋皮，放入上述备用材料包好即可。

功效 可补充 B 族维生素和优质蛋白质、镁，平稳血糖。

橘瓣银耳羹

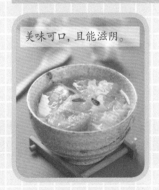

美味可口，且能滋阴。

原料 橘子 100 克，干银耳 5 克，枸杞子 5 克。

做法 ❶干银耳用清水泡发，择洗干净，撕成小朵；橘子去皮，分瓣。❷将银耳放入锅中，加适量清水，大火烧开后转小火煮至汤汁略稠，加橘子瓣、枸杞子煮 2 分钟即可。

功效 所含的维生素 C 和膳食纤维都有延缓血糖上升速度的功效。

番茄意大利面

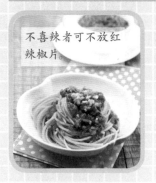

不喜辣者可不放红辣椒片。

原料 熟意大利面条 100 克，蘑菇、番茄各 50 克，蒜片 15 克，红辣椒片 10 克，橄榄油、葱末、盐各适量。

做法 ❶蘑菇洗净，切丁，焯水断生；番茄洗净，切块，备用。❷热油锅，放入蒜片、红辣椒片爆香，再加入熟意大利面条，若太干可在锅边洒少量的水。❸锅中放入蘑菇丁、番茄块和盐翻炒均匀，撒上葱末即可。

功效 食材多样，营养丰富，可为孕妈妈补充体力。

盐烤三文鱼

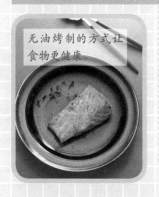

无油烤制的方式让食物更健康。

原料 三文鱼片 200 克，盐、柠檬汁各适量。

做法 ❶将三文鱼片洗净，均匀抹上盐，备用。❷将三文鱼片放入预热过的烤箱，烤 8 分钟左右至上色，熟透即可取出，可搭配柠檬汁食用。

功效 不仅可以改善胰岛素敏感性，还能降低血液黏稠度，保护心血管系统。

豆腐馅饼

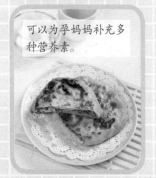

可以为孕妈妈补充多种营养素。

原料 豆腐 50 克，面粉 100 克，白菜 100 克，植物油、姜末、葱末、五香粉、盐各适量。

做法 ❶将白菜洗净，沥干水，剁碎；豆腐攥碎，和剁碎的白菜拌匀；放入植物油、姜末、葱末、五香粉和盐，和成馅。❷面粉加入适量水和成面团，醒发 5~10 分钟，分成若干等份，每份擀成面皮，包上馅料，擀成饼。❸将馅饼在平底锅中烙熟即可。

功效 含有多种维生素、钙、钾、铁等物质，营养丰富，适合作为早餐或晚餐食用。

牛肉拉面

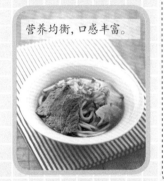

营养均衡，口感丰富。

原料 拉面 60 克，牛肉片 30 克，白萝卜片 10 克，盐、葱花各适量。

- -

做法 ❶将牛肉片放入沸水中烫熟，备用；用白萝卜片熬汤。❷拉面煮熟，捞出备用。❸取碗，放入熬制好的汤和盐，搅拌均匀，再放入拉面和烫熟的牛肉片，撒上葱花即可。

- -

功效 营养丰富，富含膳食纤维、铁等，可延缓血糖升高。

香菇酿豆腐

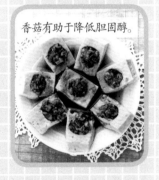

香菇有助于降低胆固醇。

原料 豆腐 150 克，香菇 20 克，榨菜、生抽、香油、淀粉各适量。

- -

做法 ❶将豆腐切成寸方的小块，中间挖空；香菇洗净，剁碎；榨菜剁碎。❷将香菇碎、榨菜碎拌在一起，加入淀粉拌匀，即为馅料。❸将馅料放入豆腐块中间挖空处，摆在碟上蒸熟，淋上生抽、香油即可。

- -

功效 香菇含有较丰富的钾元素，既能改善糖耐量，平稳血糖，还能缓解血压升高；豆腐含有丰富的钙，是孕妈妈补钙的好选择。

蛤蜊蒸蛋

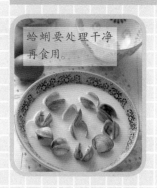

蛤蜊要处理干净再食用。

原料 蛤蜊50克，鸡蛋1个，姜片、温开水各适量。

做法 ❶蛤蜊洗净、吐沙，备用。❷锅里放水烧开，倒入蛤蜊，加几片生姜，煮至蛤蜊开口捞出，沥干水分。❸鸡蛋打散，加入温开水搅拌均匀。❹将蛤蜊放入盘中，倒入搅散的鸡蛋液，盖上保鲜膜，入锅小火蒸10分钟左右关火，焖5分钟再取出即可。

功效 含锌、铬和优质蛋白质，能有效调节糖代谢，预防血糖高引起的并发症。

蒜蓉茄子

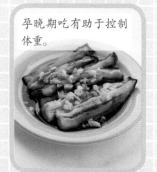

孕晚期吃有助于控制体重。

原料 茄子200克，蒜、生抽、盐、香油、醋各适量。

做法 ❶茄子洗净，切成10厘米左右的长条；蒜去皮，剁成蓉。❷将茄子条放在盘里，上锅隔水蒸15分钟。❸取一只小碗，放入蒜蓉、生抽、盐、香油、醋调成汁。❹取出蒸好的茄子条，倒出盘子里多余的水分，浇上调好的料汁搅拌均匀即可。

功效 有助于控制餐后血糖的上升速度，而且茄子脂肪含量和热量很低，适合血糖高的孕妈妈食用。

虾仁豆腐

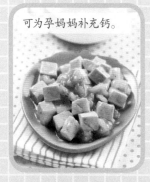

可为孕妈妈补充钙。

原料 豆腐100克，虾仁50克，姜末、植物油、盐、鸡蛋清、香油各适量。

做法 ❶豆腐切成小块，沸水焯烫，捞出沥干；虾仁洗净，去虾线，加少许盐、鸡蛋清上浆；姜末和香油调成汁。❷热油锅，放入虾仁炒熟，再放入豆腐块同炒，出锅前倒入调好的料汁，迅速翻炒均匀即可。

功效 富含优质蛋白质和钙，易消化，可给孕晚期的孕妈妈补充机体所需营养。

海参豆腐汤

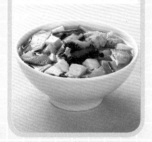

易消化，且滋补作用强。

原料 海参 20 克，豆腐 60 克，肉丸 30 克，胡萝卜片、黄瓜片各 10 克，姜片、盐、酱油、料酒各适量。

做法 ❶剖开海参，洗净，入沸水锅中加料酒和部分姜片去腥，冲凉后切段；豆腐切块。❷海参放入锅内，加入清水，放入余下姜片、盐、酱油煮沸，加入肉丸和豆腐块、胡萝卜片、黄瓜片煮熟即可。

功效 海参中的有效成分对胰岛素的分泌起着重要作用，可以降低血糖，常食还能抑制胆固醇的合成。

双色豆腐丸

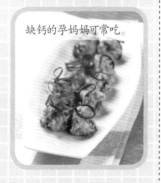

缺钙的孕妈妈可常吃。

原料 豆腐 100 克，胡萝卜、菠菜各 20 克，面粉、淀粉、葱丝、红椒丝、盐各适量。

做法 ❶胡萝卜洗净，擦丝；菠菜择洗干净，剁碎；豆腐用手抓碎分两份，一份加入胡萝卜丝，一份加入菠菜碎，加适量面粉、淀粉、水和盐拌匀，揉成丸子。❷丸子下沸水中焯熟，捞出摆盘，撒上葱丝、红椒丝点缀即可。

功效 富含多种维生素、蛋白质和矿物质等，不仅有助于增加食欲，还能增强营养，所含热量和升糖指数较低，不会引起餐后血糖急速上升。

腰果炒西芹

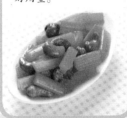

腰果热量高，要控制好用量。

原料 西芹 100 克，腰果 30 克，植物油、盐各适量。

做法 ❶西芹洗净，切段。❷热油锅，小火放入腰果，炸至酥脆捞起放凉。❸锅中留底油，烧热后放入西芹段，大火翻炒。❹放入盐，大火翻炒后盛出，撒上腰果即可。

功效 孕妈妈适当摄入一些富含不饱和脂肪酸的坚果，有利于胎宝宝大脑发育。

冬瓜鲫鱼汤

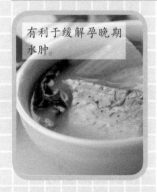

有利于缓解孕晚期水肿。

原料 鲫鱼 200 克，青菜、冬瓜各 50 克，植物油、盐各适量。

做法 ❶鲫鱼处理干净，切片；冬瓜去皮，去瓤，洗净，切片。❷热油锅，下鲫鱼片煎炸至微黄，放入冬瓜片，加适量清水煮沸。❸青菜洗净，切段，放入鲫鱼汤中，煮熟后加盐调味即可。

功效 鲫鱼富含卵磷脂，能为胎宝宝的大脑发育提供营养素。

小米蒸排骨

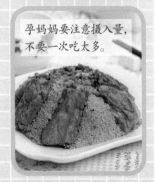

孕妈妈要注意摄入量，不要一次吃太多。

原料 排骨 200 克，小米 100 克，料酒、豆瓣酱、盐、葱末、姜末各适量。

做法 ❶排骨洗净，斩段；小米淘洗干净后用水浸泡备用。❷排骨段加豆瓣酱、料酒、盐、姜末拌匀，装入蒸碗内，加入小米和适量水，上蒸锅用大火蒸熟，取出扣入盘内，撒上葱末即可。

功效 富含蛋白质及矿物质，能帮助孕妈妈补血强身。

熘鱼片

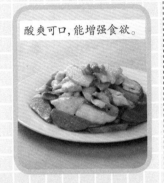

酸爽可口，能增强食欲。

原料 黑鱼150克，苹果、胡萝卜各20克，植物油、鸡蛋清、料酒、盐、姜末、葱花各适量。

做法 ❶黑鱼处理成鱼片，加料酒、鸡蛋清、盐、姜末，给鱼片上浆，腌10分钟。❷将苹果、胡萝卜分别洗净，切成片。❸热油锅，下鱼片滑熟，盛出。❹留底油，下胡萝卜片、苹果片翻炒，最后放入鱼片翻炒，加盐调味，撒上葱花即可。

功效 苹果富含的铬元素能提高机体对胰岛素的敏感性，果胶能稳定血糖水平。此菜富含蛋白质、钙和镁，适合血糖高的孕妈妈食用。

翡翠豆腐

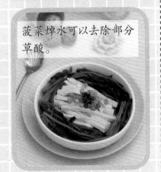

菠菜焯水可以去除部分草酸。

原料 豆腐100克，菠菜50克，盐、葱末、花椒、植物油各适量。

做法 ❶将豆腐上屉蒸一下，去掉水分，切成条，然后用凉水过凉，沥干水分。❷菠菜择洗干净，切成段，放入沸水中焯一下，捞出，放入凉水中过凉，沥干水分。❸将豆腐条和菠菜段装入盘中，放盐调味，撒上葱末和花椒，浇上热油即可。

功效 富含蛋白质、钙、镁，可补气生血、健脾益肺、润肌护肤，非常适合孕妈妈孕期滋补。

海米炒洋葱

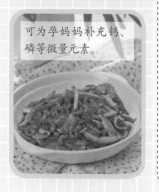

可为孕妈妈补充钙、磷等微量元素。

原料 海米 20 克，洋葱 150 克，姜丝、葱花、植物油、盐、生抽、料酒各适量。

做法 ❶洋葱洗净，切丝；海米洗净。❷将料酒、生抽、盐、姜丝放入碗中调成汁。❸油锅中放入洋葱丝、海米翻炒，并加入调味汁炒至洋葱丝绵软，出锅撒上葱花即可。

功效 能促消化，对控制血糖也有一定作用，适合血糖高的孕妈妈。

香椿拌核桃仁

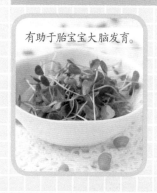

有助于胎宝宝大脑发育。

原料 核桃仁 20 克，香椿苗 150 克，盐、醋、香油各适量。

做法 ❶香椿苗择洗干净，沥干水分；核桃仁用温开水浸泡后，将皮去掉，备用。❷将香椿苗、核桃仁、醋、盐和香油拌匀即可。

功效 核桃仁富含不饱和脂肪酸，香椿苗含丰富的膳食纤维，两者同食对血糖控制有益，有助于延缓餐后血糖上升。

香干炒芹菜

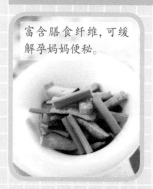

富含膳食纤维，可缓解孕妈妈便秘。

原料 芹菜 150 克，香干 80 克，葱丝、姜片、植物油、盐各适量。

做法 ❶将芹菜择洗干净，切段，焯水断生；香干洗净，切条。❷热油锅，放入葱丝、姜片爆香，再加入香干条煸炒，最后放芹菜段、盐，翻炒两三分钟即可出锅。

功效 富含膳食纤维、蛋白质和钙，且脂肪含量较低，适合血糖高的孕妈妈食用。

黄瓜腰果虾仁

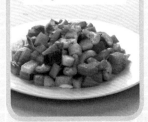

孕妈妈常食可保护心脏。

原料 黄瓜150克，虾仁50克，胡萝卜、腰果各20克，葱花、植物油、盐各适量。

做法 ❶黄瓜、胡萝卜分别洗净、切丁；虾仁在沸水中氽烫，捞出沥干水分。❷热油锅，炸熟腰果，装盘；锅内留底油，放葱花爆香，倒入黄瓜丁、腰果、虾仁、胡萝卜丁同炒，加入盐调味即可。

功效 黄瓜低热量、低糖、低脂，且富含维生素、膳食纤维和丙醇二酸，能抑制糖类物质转化为脂肪。

香煎带鱼

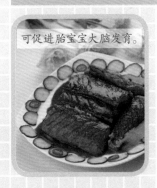

可促进胎宝宝大脑发育。

原料 带鱼200克，牛奶100克，植物油、番茄酱、盐、干淀粉、黄瓜片、辣椒圈各适量。

做法 ❶带鱼处理干净，切成长段，然后用盐拌匀，再拌上干淀粉，入油锅炸至金黄色时捞出。❷另起锅，加适量水、牛奶、盐、番茄酱，不断搅拌熬汤汁。❸将炸好的带鱼段装盘，盘周围摆上黄瓜片和辣椒圈做装饰，将熬好的汤汁浇在带鱼上即可。

功效 带鱼中 α-亚麻酸含量丰富，有降低胆固醇和软化血管的功效，可以减少"糖妈妈"并发心脑血管病的风险；且含优质蛋白质，易于被人体吸收利用，适合孕期补身体之用。

鲤鱼木耳汤

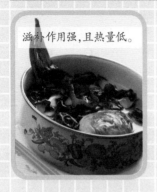

滋补作用强，且热量低。

原料 鲤鱼 200 克，干木耳 5 克，植物油、盐各适量。

做法 ❶将鲤鱼收拾干净；干木耳温水泡发，洗净，掰成小朵。❷热油锅，放入鲤鱼略煎，放木耳翻炒片刻，加入适量水，用大火烧开，小火炖煮约 15 分钟，关火，再放盐调味即可。

功效 富含蛋白质、钙、镁及不饱和脂肪酸，有助于预防妊娠糖尿病并发高血压。

紫薯山药球

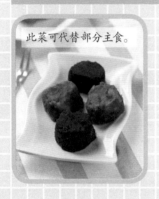

此菜可代替部分主食。

原料 紫薯 100 克，山药 80 克，牛奶适量。

做法 ❶紫薯、山药分别洗净，去皮，蒸烂后压成泥。❷在山药泥中混入紫薯泥并加适量牛奶，然后拌匀，揉成球状即可。

功效 紫薯含有的膳食纤维比较多，可以帮助改善大便不畅的情况，而山药含有的黏液蛋白和膳食纤维，能减缓碳水化合物的吸收，延缓餐后血糖上升速度，适当替代精米白面，有助于降低血糖。

枸杞拌芹菜

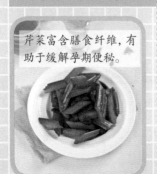

芹菜富含膳食纤维，有助于缓解孕期便秘。

原料 芹菜 100 克，当归 2 片，枸杞子、盐、香油各适量。

做法 ❶当归加水熬煮 5 分钟，滤渣取汁。❷芹菜洗净，切段，焯水断生；枸杞子用冷水泡开。❸芹菜段用盐和当归水腌片刻，再放入少量香油，腌制入味，撒上枸杞子即可。

功效 芹菜有减少机体胰岛素用量的作用，适合用胰岛素治疗的"糖妈妈"食用。

西蓝花烧双菇

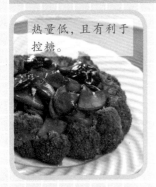

热量低，且有利于控糖。

原料 西蓝花 100 克，口蘑、香菇各 20 克，植物油、盐、蚝油、水淀粉各适量。

做法 ❶西蓝花洗净，掰成小朵；口蘑、香菇分别洗净，口蘑切片，香菇去蒂，切花刀。❷锅内放植物油烧热，再放入西蓝花、口蘑片、香菇翻炒，炒熟后放入盐、蚝油调味。❸出锅前，用水淀粉勾芡即可。

功效 含有维生素 C、胡萝卜素、铬、膳食纤维等，不仅能改善糖耐量，抑制血糖升高，还能为机体补充营养。

红烧冬瓜面

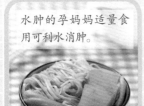

水肿的孕妈妈适量食用可利水消肿。

原料 面条 100 克，冬瓜 80 克，油菜 50 克，植物油、生抽、醋、盐、香油、姜末各适量。

做法 ❶冬瓜去皮，去瓤，洗净，切片；油菜洗净，掰开。❷姜末放入油锅爆香，放入冬瓜片翻炒，加生抽和适量清水，加盖稍煮；再加醋和盐，出锅即可。❸面条和油菜一起煮熟，捞出盛碗；把煮好的冬瓜片连汤一起浇在面条上，最后淋上香油即可。

功效 冬瓜、油菜都是热量低、含糖量低、高纤维的食物，不仅能使餐后血糖升高减慢，还能帮助孕妈妈预防和缓解孕晚期的水肿情况。

珊瑚白菜

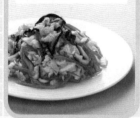

有除烦解渴、利尿通便的功效。

原料 白菜100克，香菇10克，胡萝卜20克，葱丝、姜丝、植物油、盐、醋各适量。

做法 ❶白菜、香菇、胡萝卜分别洗净，切丝。❷热油锅，放入姜丝、葱丝爆香，再放入白菜丝、香菇丝、胡萝卜丝煸熟，加入盐、醋调味即可。

功效 白菜富含多种矿物质和维生素，能够提高胰岛素的利用率，很适合"糖妈妈"食用。

鸡脯扒小白菜

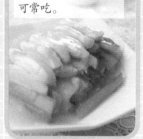

补虚作用强，孕妈妈可常吃。

原料 小白菜100克，鸡胸肉50克，牛奶、盐、葱花、鸡蛋清、植物油、料酒各适量。

做法 ❶小白菜择洗干净，切成寸段，焯水断生，沥水晾凉；鸡胸肉洗净，切小条，放入开水中余烫，捞出。❷热油锅，下葱花爆香，烹料酒，加盐，放入鸡胸肉条和小白菜段，大火烧开，加入牛奶，用鸡蛋清勾芡即可。

功效 富含蛋白质、钙、磷、铁、烟酸和维生素C，营养丰富。

香菇炒菜花

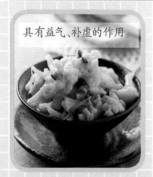

具有益气、补虚的作用。

原料 菜花150克，香菇20克，鸡汤、盐、葱丝、姜丝、植物油各适量。

做法 ❶菜花掰成小朵，洗净，焯水断生；香菇去蒂，洗净，切丁。❷葱丝、姜丝放入油锅爆香，加鸡汤和盐，烧开后放入香菇丁和菜花。❸小火煮10分钟后出锅即可。

功效 富含多种营养成分，可提高孕妈妈免疫力。

莲藕炖牛腩

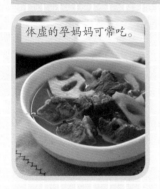

体虚的孕妈妈可常吃。

原料 牛腩 100 克，莲藕 80 克，姜片、盐各适量。

做法 ❶牛腩洗净，切成大块，去掉肥肉，汆烫，过冷水洗净，沥干；莲藕去皮，洗净，切成大块。❷将牛腩块、莲藕块、姜片放入锅中，加适量清水，大火煮开，转小火炖煮 3 小时，出锅前加盐调味即可。

功效 牛肉能够为机体补充优质蛋白质和铁，莲藕含糖量低，又富含维生素 C 和膳食纤维，能够降低血糖，缓解便秘。

芦笋鸡丝汤

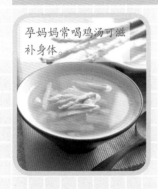

孕妈妈常喝鸡汤可滋补身体。

原料 芦笋 100 克、鸡肉 50 克，金针菇 30 克，鸡蛋清、清汤、盐、橄榄油各适量。

做法 ❶鸡肉切丝，用鸡蛋清、盐拌匀腌制 20 分钟。❷芦笋洗净，沥干，切段；金针菇洗净，焯水断生。❸锅中放入清汤，加鸡肉丝、芦笋段、金针菇同煮，待水开后加盐，淋上橄榄油即可。

功效 含多种维生素、微量元素、膳食纤维及多种氨基酸，能增强孕妈妈的体力。

尖椒炒鸭血

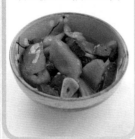

可把尖椒换成其他配菜。

原料 鸭血、尖椒各50克，蒜片、植物油、料酒、酱油、盐各适量。

做法 ❶鸭血和尖椒分别洗净，切小块；鸭血块在开水中汆烫，去除腥味。❷热油锅，倒入尖椒块和蒜片；翻炒几下后倒入鸭血块，继续翻炒2分钟。❸最后加入适量料酒、酱油、盐，炒熟即可。

功效 鸭血含铁量较高，营养丰富，有补血、护肝、清除体内毒素、滋补养颜的功效。

香酥鸽子

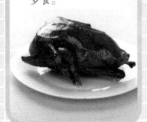

上火的孕妈妈不宜多食。

原料 鸽子1只，姜片、葱白、盐、植物油、料酒各适量。

做法 ❶鸽子收拾干净；葱白洗净，切段。❷用盐在鸽子身上抹匀，在鸽子肚中放入姜片、葱段、料酒，上蒸笼蒸烂，拣去姜片、葱段。❸热油锅，放入鸽子炸至表皮酥脆，捞出装盘即可。

功效 鸽肉能滋阴益气，尤其适合孕晚期贫血的孕妈妈食用。

裙带菜土豆饼

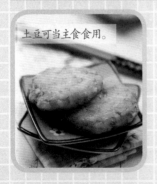

土豆可当主食食用。

原料 裙带菜15克，土豆100克，淀粉、植物油、盐各适量。

做法 ❶裙带菜用热水烫过，切碎；土豆煮熟，去皮，压成土豆泥。❷在土豆泥中加入裙带菜和盐搅匀，做成小汉堡形状，均匀地沾上淀粉。❸平底锅中倒入植物油烧热，将沾上淀粉的土豆饼两面煎至金黄即可。

功效 裙带菜含有特殊的褐藻胶，有降血糖、降血压、降胆固醇、预防动脉硬化的作用。

木耳炒鱿鱼

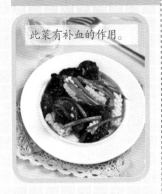

此菜有补血的作用。

原料 鱿鱼 100 克，木耳 50 克，胡萝卜 30 克，植物油、盐各适量。

做法 ❶将木耳浸泡，洗净，撕成小片；胡萝卜洗净，切丝；鱿鱼洗净，在背上切花刀，再切成块，用开水余一下，沥干水分，放适量盐腌制片刻。❷热油锅，放入胡萝卜丝、木耳片、鱿鱼块炒匀装盘即可。

功效 此菜铁、钙、蛋白质含量较高，有助于孕妈妈预防缺铁性贫血。

丝瓜炖豆腐

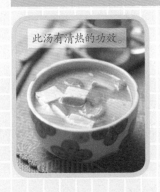

此汤有清热的功效。

原料 豆腐 50 克，丝瓜 100 克，清汤、盐、植物油、香油各适量。

做法 ❶豆腐洗净，切块；丝瓜去皮，洗净，切滚刀块。❷豆腐焯水，晾凉，沥干水分。❸热油锅，下丝瓜块煸炒至软，加入清汤、盐。❹烧开后放豆腐块，改小火炖10 分钟，转大火，淋上香油即可。

功效 富含维生素 C、钙、铁、蛋白质，营养丰富，且热量低，有助于延缓餐后血糖上升速度。

罐焖牛肉

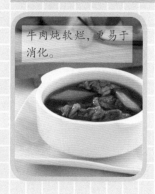

牛肉炖软烂，更易于消化。

原料 牛肉 100 克，芹菜 50 克，胡萝卜 30 克，葱末、姜片、植物油、料酒、老抽、盐各适量。

做法 ❶牛肉洗净，切块，汆烫去腥；芹菜洗净，切段；胡萝卜洗净，切片。❷热油锅，下葱末、姜片爆香，再放牛肉块翻炒，加料酒、老抽、水，大火烧开，小火炖至肉烂。❸放入芹菜段、胡萝卜片、盐煮熟即可。

功效 能促进蛋白质的新陈代谢，帮助孕妈妈增强免疫力。

肉末茄子

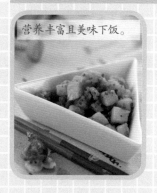

营养丰富且美味下饭。

原料 茄子 100 克，猪肉末 30 克，葱花、姜末、蒜末、植物油、生抽、盐各适量。

做法 ❶茄子去皮，洗净，切块。❷热锅，不放油，放入茄子块翻炒至软塌时出锅，备用。❸热油锅，放入姜末爆香，加猪肉末炒散，放生抽翻炒均匀后，放入茄子块翻炒至熟。❹再加入盐、蒜末炒匀，撒上葱花即可。

功效 茄子含有丰富的维生素 E、胆碱等，有降血压、平稳血糖的作用。

豆角焖饭

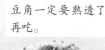

豆角一定要熟透了再吃。

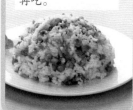

原料 大米 100 克，豆角 50 克，盐适量。

做法 ❶豆角择洗干净，剁碎，在锅里略炒一下断生；大米洗净。❷将豆角碎、大米放在电饭锅里，再加入适量的水，焖熟，加入适量的盐调味即可。

功效 混合膳食有助于延缓血糖上升，且富含维生素 C、蛋白质，有安神除烦、补中益气的作用。

萝卜虾泥馄饨

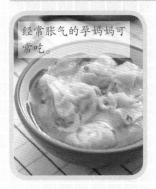

经常胀气的孕妈妈可常吃。

原料 馄饨皮 15 个，白萝卜、虾仁、胡萝卜各 30 克，香菇 20 克，鸡蛋 1 个，植物油、盐、香油、葱末、葱花、姜末、虾皮各适量。

做法 ❶白萝卜、胡萝卜、香菇和虾仁分别洗净，剁碎；鸡蛋打成蛋液。❷热油锅，放葱末、姜末，放入白萝卜碎、胡萝卜碎煸炒至八成熟；蛋液入锅炒散。❸所有材料混合，加盐和香油调成馅。❹包成馄饨，煮熟，在汤中加入葱花、虾皮即可。

功效 白萝卜有增进食欲、促进消化的功效，孕妈妈在感觉食欲不振时可食用。

海带排骨汤

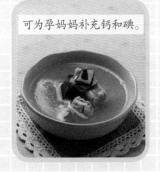

可为孕妈妈补充钙和碘。

原料 排骨、海带各 100 克，姜片、料酒、盐、葱花、葱段各适量。

做法 ❶排骨洗净，斩成约 4 厘米的段，入沸水锅中氽一下，捞出用温水洗净；海带洗净，切小块。❷锅中放入排骨段、葱段、姜片、料酒，用大火烧沸，撇去浮沫，再用中火焖烧约 20 分钟，倒入海带，再用大火烧沸 10 分钟，拣去姜片、葱段，加盐调味，撒上葱花即可。

功效 排骨富含优质蛋白质和铁，可以满足机体营养所需，同时不会对血糖波动造成太大影响；海带含有的碘元素，能促进胰岛素分泌和葡萄糖代谢，从而改善糖耐量。

小米贴饼

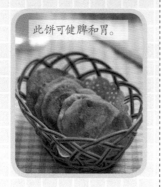

此饼可健脾和胃。

原料 小米 100 克，黄豆粉 20 克，酵母粉、盐各适量。

做法 ❶小米加入适量清水，浸泡至米粒膨大，沥干水分。再加清水放入豆浆机中，打成小米浆。❷将黄豆粉、酵母粉、盐、小米浆混合搅拌成糊。❸取面糊揉圆后贴在锅中按扁，待一面可轻松晃动后再翻另一面烤熟即可。

功效 小米营养价值较高，含丰富的钙、磷、镁、钾等元素，有益于调节血糖水平。

蒜蓉油麦菜

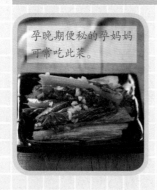

孕晚期便秘的孕妈妈可常吃此菜。

原料 油麦菜 150 克，蒜 3 瓣，植物油、盐各适量。

做法 ❶油麦菜择洗干净，切成长段；蒜剁成蒜末备用。❷油锅烧热，放入一些蒜末爆香。❸下油麦菜段，快速翻炒至油麦菜碧绿，将剩余的蒜末加入，调入盐即可。

功效 油麦菜富含维生素 C 和膳食纤维，能够降低胆固醇，有助于预防妊娠糖尿病并发心脑血管疾病。

杭椒牛柳

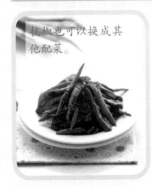

杭椒也可以换成其他配菜。

原料 牛柳50克，杭椒丝75克，红椒丝、生抽、盐、料酒、植物油、鸡蛋清、姜丝、蒜片、胡椒碎各适量。

做法 ❶牛柳洗净切条，用鸡蛋清、料酒腌制，并用手抓匀。❷油锅烧热，放入腌制好的牛柳，快速划开，盛出。❸锅里继续放油，油热后将姜丝和蒜片爆香，再将杭椒丝和红椒丝下入，出香味后放胡椒碎，加一点点水，稍煮后倒入滑好的牛柳，加入生抽、盐出锅即可。

功效 可以为人体补充必需营养物质。

炝炒圆白菜

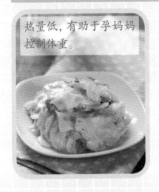

热量低，有助于孕妈妈控制体重。

原料 圆白菜150克，植物油、盐、花椒、姜片、蒜片、醋各适量。

做法 ❶将圆白菜撕成大片，洗净沥干。❷油锅烧热，放入花椒爆香，下姜片、蒜片爆香，放圆白菜片翻炒至断生，下醋、盐调味即可。

功效 圆白菜富含膳食纤维和维生素、矿物质，可以抑制机体对碳水化合物的吸收，延缓餐后血糖上升速度，所以适合血糖高的孕妈妈经常食用。

鸡蛋羹

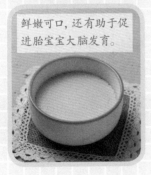

鲜嫩可口，还有助于促进胎宝宝大脑发育。

原料 鸡蛋1个，温水、盐各适量。

做法 ❶将鸡蛋打入碗中，加温水和盐打散。❷用滤网滤去浮沫，盖上保鲜膜，用牙签戳几个小洞。❸水开上锅，中小火蒸10~15分钟即可。

功效 鸡蛋含有人体必需的多种营养物质，可以为孕妈妈补充营养，且鸡蛋蛋白质含量高，升糖指数较低，适合血糖高的孕妈妈适量食用。

推荐加餐

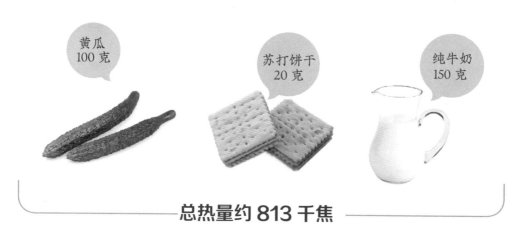

黄瓜
100 克

苏打饼干
20 克

纯牛奶
150 克

总热量约 813 千焦

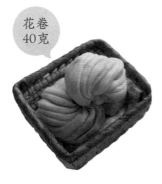

花卷
40 克

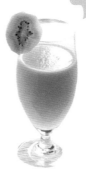

猕猴桃苹果汁（猕猴
桃 50 克，苹果 50 克）

总热量约 600 千焦

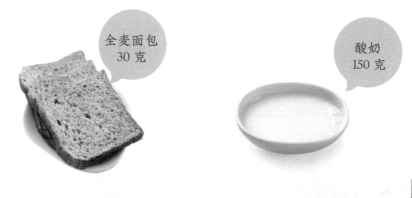

全麦面包
30 克

酸奶
150 克

总热量约 854 千焦

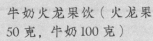

牛奶火龙果饮（火龙果
50 克，牛奶 100 克）

全麦面包
30 克

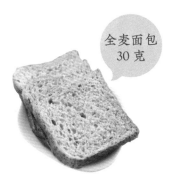

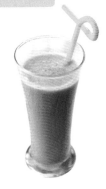

总热量约 697 千焦

番茄
100 克

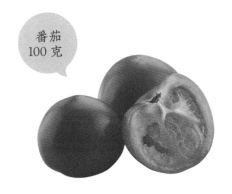

核桃仁
10 克

草莓
100 克

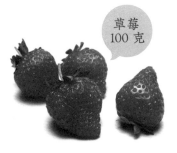

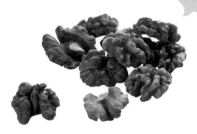

总热量约 466 千焦

孕期要
定期产检

"糖妈妈"
家中要常备
一个血糖仪

▶▶ 早诊断
早监测

不用饿
控血糖

蔬菜、水果
☒ 高糖食物
☒ 挨饿控糖

 饮食上要加
以控制

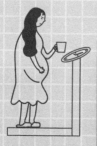

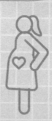

适量
运动

要注重孕期
体重管理

产后
调理

▶▶

第四章

适量运动，辅助降血糖

对于血糖高的孕妈妈来说，除有身体不适者，如先兆流产、先兆早产、产前出血、子痫前期患者外，均鼓励坚持适量有规律的运动，能够起到控制血糖、减少胰岛素抵抗等作用，有利于体重控制和身心健康。

孕期合理运动，对母婴健康有利

许多孕妈妈受传统观念的影响，日常活动明显减少，运动量也大大降低，对孕期运动更是了解甚少。其实，孕期的合理运动不仅对孕妈妈生产有帮助，对孕期女性的身心健康都有一定的帮助，对胎宝宝的发育也有很大益处。对于血糖高的孕妈妈来说，孕期合理运动还能辅助降糖。

适量运动好处多

适量且合理的运动不会对妊娠和分娩产生不利影响，且经常进行合理运动还有可能减少早产风险。大量的研究显示，在孕期适当进行一些合理的运动不仅对母婴健康有利，而且还是预防和治疗妊娠糖尿病的有效措施之一。

适当运动的好处有哪些	
有助于自然分娩	可以改善母体的血液循环，使肌肉储备较大的力量
缓解孕期疲劳	能改善睡眠，缓解紧张情绪，减轻下肢水肿、静脉曲张等症状
快速适应孕期反应	能够增强神经系统功能的协调性，使母体尽快适应妊娠期间的变化
增进食欲	能够增进食欲，为孕妈妈提供丰富的营养，积攒充足的体力以便顺利分娩
有助于控制体重	能消耗过多的脂肪，保持肌肉的活力，有助于产后恢复身材
增强营养吸收	能提高孕妈妈的抗病能力，有利于胎宝宝正常生长
有助于心情愉快	运动容易让大脑产生内啡肽和多巴胺，让人产生愉悦感

和胎宝宝一起运动

动作舒缓的孕期运动能够让母婴都受益。做孕期运动时，孕妈妈血液循环增强，也增加了对胎宝宝的氧气和营养供给，能促进胎宝宝大脑和身体的发育。在运动过程中与胎宝宝进行对话或抚摸腹部，也是很好的亲子活动。

不过，由于孕妈妈特殊的体质状况，在运动过程中，还是应该多加注意，保护好自己与腹内的胎宝宝。

适量运动可促进胎宝宝发育

孕妈妈进行一些合理的运动，能够促进孕妈妈的血液循环，增加氧气的吸入量，使得血氧含量有所提高，加速羊水的循环，对胎宝宝大脑、平衡器官、感觉器官以及呼吸系统的发育均有益。

促进胎宝宝对钙的吸收

孕妈妈去户外运动，可以呼吸大量的新鲜空气，阳光中的紫外线还有助于合成维生素D，促进体内钙、磷的吸收和利用，既有利于胎宝宝的骨骼发育，又可以防止孕妈妈发生骨质软化症。

促进胎宝宝正常发育

运动不仅能使孕妈妈身体健康，也可以增加胎宝宝的血液供氧，加快新陈代谢，从而促进胎宝宝的生长发育。

促进胎宝宝大脑发育

孕妈妈运动时，会促使大脑释放内啡肽等有益物质，这些物质可以通过胎盘进入胎宝宝体内。孕妈妈运动时，会使羊水晃动。对胎宝宝产生刺激，十分有利于胎宝宝的大脑发育。

帮助胎宝宝形成良好个性

孕期，孕妈妈情绪的波动也会影响胎宝宝的心情。运动有助于改善孕妈妈的身体疲劳等不适感，使孕妈妈保持心情舒畅，有利于胎宝宝形成良好的性格，是一种很好的胎教形式。

合理运动助顺产

在自然分娩过程中，子宫收缩的频率、强度因每个孕妈妈的体质不同而有很大不同。研究发现，平时喜欢运动的孕妈妈比平时不爱运动的孕妈妈子宫更有弹性、更有力度，在自然分娩过程中，子宫收缩的频率也会更快些。因此，想要顺产的"糖妈妈"除了按照产科医生指定的日期做好产检，并在注意饮食的同时控制好体重，平时也应该进行适当的锻炼，因为一些合理的运动可以帮助孕妈妈顺利生产。

孕期站、走、坐有讲究

除了适当的运动，孕妈妈还要格外注意安全问题，这样的安全小细节体现在很多方面，比如日常生活中做各种动作要有讲究。保持正确的姿势，既能让你感觉更舒服，也能避免很多安全隐患。具体该怎么做，一起来学学！

站着缓解疲劳

随着孕期的增加，孕妈妈的站姿也是有讲究的。如站立时可将两腿平行，两脚平直稍微分开，略小于肩宽，不要向内或向外。这样站立，重心落在两脚之间，不易疲劳。孕妈妈要注意，避免长时间站立。若需要站立较长时间，则可将两脚一前一后站立，并每隔几分钟变换两脚的前后位置，使体重落在伸出的前腿上，可以缓解久站的疲劳。

正确地走路

孕妈妈行走时应稳当，不宜快速急走。行走时要挺直背部、抬头，保持全身平衡，稳步行走，不要用脚尖走路。到了孕中期和孕晚期，孕妈妈腹部负担重，如果行走吃力，也可利用扶手或栏杆行走。切记不可快速急行。

调整坐姿有帮助

由于腰腹部的变化，孕妈妈最好将椅子的高度调整到40厘米为宜；椅面宜选稍微硬一些的，过软的椅子会让孕妈妈更累，最好选择有靠背，且有薄垫子的木椅。

孕妈妈想要坐下时，要先确定椅子是否稳固，然后用手确定椅面的位置。

坐时以上半身和大腿呈90°的坐姿为宜，这样不易发生腰背痛。太往后仰，腹部肌肉会绷紧，使胎宝宝缺氧；太往前倾，又容易压迫胃部引起胃部不适。可以在身后垫几个垫子，帮助支撑身体，还可在脚下垫个矮凳或者两块瑜伽砖，让双腿抬起，这样有利于下半身血液循环，不易发生水肿。

上下楼梯"准"又"稳"

孕妈妈上楼梯时，腰部要挺直、脚尖先踩地、脚后跟再落地，落地后立即伸直膝关节，并将全身的重量移到该脚上，这时再以同样的方式抬起另一只脚。如果楼梯有扶手，最好扶着扶手慢慢顺梯而上，这样比较安全。

下楼梯时，要踩稳步伐，手仍然要扶着扶手，不要过于弯腰或挺胸凸腹，看准脚前阶梯再跨步，看得准自然就走得稳。

除了在上下楼梯时要注意稳步缓行外，切记不要提重物，否则会增加腹部压力。

生活中的正确姿势

孕妈妈在生活中的起、卧、走、坐等姿势都要注意了，不能再像以前一样，不管不顾。

捡东西　孕妈妈在捡东西时，不能再像以前一样，不管不顾地弯腰捡起。应缓慢屈膝，完全蹲下，保持腰部挺直。慢慢移动身体和手臂，将东西捡起，再缓慢站起来。

逛街　逛街会使人心情舒畅，而且逛街也是很好的锻炼，但应注意不要行走过多，行走速度不宜快，更不要穿高跟鞋。注意不要去拥挤的地方。

打扫　可从事一般的擦抹家具等劳作，但蹬梯爬高就不要做了。孕晚期，弯腰干活、使用冷水等最好都不要做。

孕期合理运动，可以辅助降血糖

　　孕妈妈进行适量且合理的运动和锻炼，是预防妊娠糖尿病的有效基础措施之一。血糖高的孕妈妈适量运动能够起到控制血糖、控制体重、改善胰岛素抵抗的作用，有利于身心健康。

"糖妈妈"运动注意安全

　　孕妈妈在日常生活中不仅要注意生活中的小细节，也要避免腹部受到外力压迫。此时还要坚持运动，运动时，尽量避免以前从未做过的大幅度运动或剧烈运动。可适当做些拉伸、扭转，以缓解孕晚期的肌肉酸痛。

合并其他并发症的"糖妈妈"要注意

不宜进行运动疗法的孕妇：

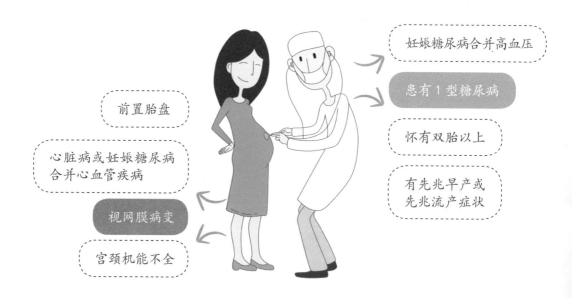

前置胎盘

心脏病或妊娠糖尿病合并心血管疾病

视网膜病变

宫颈机能不全

妊娠糖尿病合并高血压

患有1型糖尿病

怀有双胎以上

有先兆早产或先兆流产症状

　　原本就患有疾病或已有妊娠糖尿病并发症的孕妈妈，运动前应咨询专业医师建议，不可自行盲目运动，以免影响母婴健康。

1.运动前中后三个阶段都要补充水分。补充水分除了能避免脱水外，还可以控制体温上升的速度。

2.避免跳跃或震荡性的运动。跳跃和震荡性的运动都容易使孕妈妈重心不稳，如果滑倒或碰撞到物体，易造成宫缩或破水，甚至发生早产。

**孕期运动
注意事项**

3.避免在炎热和闷热时做运动。在过分炎热的天气下做运动，可能使孕妈妈中暑，适宜运动的温度为26℃左右。

4.禁止做仰卧运动。4个月后孕妈妈腹部隆起明显，为避免压迫到胎宝宝，应禁止做仰卧运动。

不是所有的运动都能辅助降糖

运动虽然是好的，但不是所有的运动都能辅助降血糖，也不是所有能辅助降血糖的运动都适合孕妈妈。此外，血糖高的孕妈妈，也不要把降糖的希望完全寄托于运动，既不监测血糖，也不就诊，那更是有害无益的。而且，盲目地运动缺乏针对性，难以达到理想的效果。

"糖妈妈"孕期运动管理

血糖高是孕妈妈在孕期较容易出现的情况，首先要控制饮食，再就是配合运动。运动可以提高基础代谢率和胰岛素的敏感性，血糖高的孕妈妈适当运动，有利于降低血糖。需要强调的是，一定要注意运动的安全性，最好是在家属陪同下进行运动。

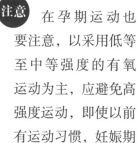

注意 在孕期运动也要注意，以采用低等至中等强度的有氧运动为主，应避免高强度运动，即使以前有运动习惯，妊娠期运动强度也不应超过妊娠前。

运动的方式

血糖高的孕妈妈，在没有特殊禁忌的情况下，可以做些低等到中等强度的运动，主要以有氧运动为主，如散步、简单的体操、低难度的瑜伽等，不仅可以达到降血糖的目的，还可以帮助孕妈妈释放体内多余的热量，缓解情绪压力。孕妈妈应避免任何剧烈的、高强度的、长时间的运动。

运动的时间

孕妈妈的运动时间和频率，应该遵循个体化的原则，也就是运动的时间和强度要因人而异。在进行首次运动时，建议连续运动时间不低于10分钟；随着妊娠时间推移，运动时间可逐渐增加到30分钟。可根据自身情况中间有间隔的休息，如在运动15分钟左右后应该稍作休息，这样可以避免过度劳累和心跳过速。

什么时候运动比较合适

运动疗法应在医生的指导下完成，在整个妊娠期都可进行，并每周进行120~150分钟。国际妇产科联盟建议，孕妇每日的运动时间不宜超过30分钟，并在饭后30分钟后进行。

孕妇三餐前先休息，在胎动正常的情况下，可在进餐30分钟后开始运动，运动时间不低于10分钟，不高于30分钟。运动后休息30分钟，同时计数胎动，注意有无宫缩，并监测血糖。

在运动治疗期间应特别注意：若血糖低于3.3毫摩尔/升或高于13.9毫摩尔/升，或常出现低血糖症状，或出现宫缩、阴道出血、气促、头昏眼花、严重头痛、胸痛、肌无力等要停止运动治疗。

孕晚期运动有助于降糖

孕晚期，是妊娠糖尿病的高发期，此时适当运动，不但有利于控制血糖，还可以防止血糖过度升高，对母婴的健康都有利。孕妈妈应选择比较舒缓、有节奏的运动项目，如散步、简单的体操等。

分娩之前要这样散步

散步有利于锻炼骨盆肌肉，使其更有弹性，为顺利分娩做准备。散步虽简单，但掌握其中的要领，才能达到效果。孕妈妈散步时，首先要以放松、短小的步伐向前迈，一定要以身体感觉到舒适的节奏进行，手臂自然放在身体两侧。同时，散步时还可以训练分娩时的呼吸方法：用鼻子深吸气，然后用口呼气。最好在空气清新的户外或者绿荫下散步。

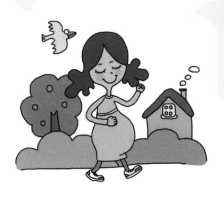

"糖妈妈"适合这些运动

很多孕妈妈以为，只有像散步这样的运动才适合自己，其实不然。只要是符合维持孕妇孕期体重的合理增长且不引起胎宝宝窘迫和子宫收缩的运动形式都是适合孕妈妈的，比如散步、游泳、瑜伽、健身操、爬楼梯、上肢运动等。

通过散步降血糖

散步是一项随时随地都可以进行的锻炼方式，孕期常散步，可促进孕妈妈身体血液循环，增强腹部肌肉及骨盆肌肉和韧带的力量，有助于孕妈妈调节身体机能。对于血糖高的孕妈妈来说，散步得当，还可以帮助降糖。

每天散步要持之以恒

身体状况较好的孕妈妈可每分钟走 120 步左右。身体状况不佳的孕妈妈应先慢速步行，速度保持在每分钟 100 步左右，锻炼一段时间以后，身体适应了，再逐渐增加运动量。每天宜坚持半小时左右，尽量不要偷懒。

散步有讲究

散步姿势：步伐不要太大，双臂自然摆动，自我感觉舒适就好了。

循序渐进：孕妈妈在散步时要循序渐进。首先通过慢慢地走动热身，大概 10 分钟就行，然后步伐可稍微加快点儿。

做好防护措施：穿上合适的运动鞋和运动服，可以保护好孕妈妈的脚踝和足弓。

饭后散步

饭后散步既能消食，还能促进胎宝宝的健康发育，如果有家人的陪伴，还可以增进感情。午饭半小时后散步，可以晒晒太阳，促进钙吸收。晚饭半小时后散步，行走在花园小径，舒缓一天的压力，有利于孕妈妈身心愉悦，也有利于胎宝宝成长。

加上肢体运动

散步时，孕妈妈可以适当添加肢体动作，加强全身肌肉的运动，比如活动手臂等。

适合"糖妈妈"的简易体操

做操是非常适合孕妈妈的一种运动方式，它既是一种全身性运动，能够使孕妈妈全身肌肉得到锻炼，还是一种十分有节奏的运动，跟随音乐节奏进行，时间上能得到控制，有利于把握运动的强度。对于血糖高的孕妈妈来说，还有助于控制血糖。注意，孕晚期时，一些下蹲、弯腰的动作慎做。

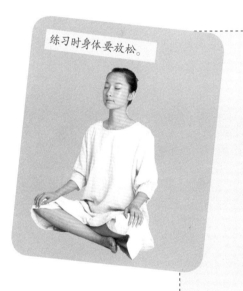

练习时身体要放松。

腹式呼吸操

1.盘腿而坐，拉伸背部肌肉，双手放在下腹部。首先呼气，放松双肩，然后用鼻子吸气，待腹部胀满后再用嘴慢慢呼出。如此反复练习 2~3 次。练习时双肩放松，注意力要集中在呼气上，时间尽量长一些。

2.双手分别放在两膝上，上半身前倾，一边呼气，一边轻轻向下按压双膝；然后直起上半身，一边吸气，一边慢慢恢复两膝至原来的位置。如此反复练习。

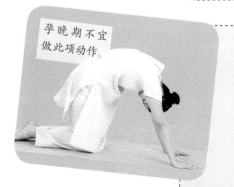

孕晚期不宜做此项动作。

猫姿练习

身体呈爬姿，手、腿与腰同宽，一边呼气，一边以猫夹着尾巴的姿势来绷紧腹部，前倾骨盆，拱起后背。吸气后，再一边呼气一边慢慢放松腹部，然后一边恢复到原来的姿势，一边向上抬头。整个过程中肘部不要弯曲。

孕期瑜伽控制体重，有助分娩

　　孕期的瑜伽动作难度相对低一些，是比较适合"糖妈妈"的一种运动方式。怀孕的不同时期，不同的瑜伽操，可以帮助孕妈妈缓解各阶段的孕期不适，调整身体和心理状态。孕晚期时，虽然孕妈妈此时的行动笨拙，但也要坚持适当运动，能有效缓解腰背酸痛、腿抽筋等不适症状，还能促进顺产。但要注意，在做瑜伽时最好要有专业人士陪同，既保证动作规范，还能保证安全。

单腿前屈式

　　坐在垫子上双腿向前伸直，弯曲左膝，把左脚跟放在会阴部位，右脚脚尖朝上，右脚跟拉伸。左脚尖放在右侧髋关节位置，身体前后摇动。

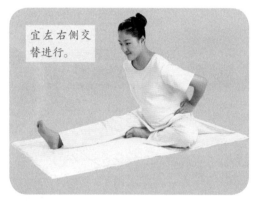

宜左右侧交替进行。

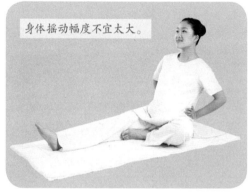

身体摇动幅度不宜太大。

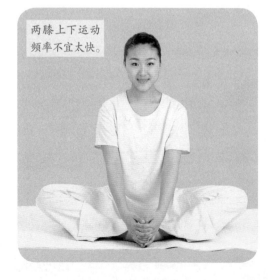

两膝上下运动频率不宜太快。

蝶式

　　上身直立坐，两脚脚板相对靠拢，两脚跟尽量靠近会阴部位；抬升胸骨并放松肩部；两膝如蝴蝶扇动翅膀一样上下运动，向下运动时使两膝尽量靠近地面。如要加强髋部肌肉的拉伸，上身向前舒展，头朝前方，但不要弯曲脊椎。

职场孕妈妈也要注意运动

孕妈妈上班也要注意运动，特别是血糖高的孕妈妈更少不了运动。其实，职场孕妈妈运动并不难，上下班路上的乘车、走路都是一种运动锻炼的方式，上班时的走动和午休间隙的活动也是一种运动锻炼。不要小看这些分散的运动锻炼，运用得好，对控制血糖也是很有效的。

不宜久坐

对职场孕妈妈来说，长时间坐着是无益的，要经常起身走动走动，活动活动筋骨。可以每工作1小时，起身活动10分钟，这样不仅有利于腰椎的健康，也有利于自己和胎宝宝的健康。中午吃完饭，不要只待在办公室里，可以去户外走走，呼吸呼吸新鲜空气，缓解一上午的紧张情绪，也给下午的工作"打打气"。

工作也是运动

坚持工作的孕妈妈，上下班即是运动，工作中来来回回走动也是运动，所以孕妈妈在工作中也可以运动。

孕妈妈每日工作时间不应超过8小时，而且要避免上夜班。工作中感到疲劳时，在条件允许的情况下，可休息10分钟左右，也可到室外、阳台呼吸新鲜空气。晚饭后，坚持到附近的公园、广场、体育场、田野、宽阔的马路或乡间小路散步，最好有家人同行，除了可以缓解疲劳外，还可调节情绪和保持良好的精神状态，对自身和胎宝宝的身心健康都有益。

需要注意的是，有一些工作是孕妈妈在孕期不宜从事的，如需要长时间弯腰、下蹲或攀高的工作，接触电离辐射的工作等，在这些岗位工作的孕妈妈应调整工作岗位。

工作间隙做做伸展操

很多职场孕妈妈在孕中期还在坚持上班，但是工作条件未必能达到最优状态，这样就需要孕妈妈多加留心，注意自我调整，工作间隙做做伸腿、旋转肩部等伸展操。避免久站或久坐，防止增大的子宫压迫静脉回流，造成下肢静脉曲张和痔疮。

孕期要
定期产检

"糖妈妈"
家中要常备
一个血糖仪

▶▶　早诊断
早监测　　不用饿
控血糖

☑ 蔬菜、水果
☒ 高糖食物
☒ 挨饿控糖

饮食上要加
以控制

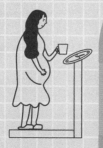
要注重孕期
体重管理

适量
运动

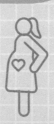

产后
调理　　▶▶

第五章
重视产后调理，
控血糖不留病

　　有些"糖妈妈"在分娩后，血糖会恢复正常，而有些在生产完一段时间之后血糖才会恢复正常。另外，还有些"糖妈妈"在分娩后由于某些原因，血糖异常会存在很长时间。产后的 4~6 个月的时间，是新妈妈恢复身体的黄金时间。在这段时间里，"糖妈妈"只要抓住机会，科学地度过这一时期，就有助于恢复健康和身材。

重视产后随诊

若妊娠糖尿病控制得不理想，对母婴健康都有影响，而且不良影响并不止于孕期结束，对于"糖妈妈"来说，产后随诊非常重要。

为什么要进行产后随诊

多数"糖妈妈"随着生产，血糖会逐渐恢复正常，这种状况下妊娠糖尿病可能会治愈，但是这需要产后 6~12 周进行葡萄糖耐量试验确认。

少数的"糖妈妈"在生产后，血糖并未恢复正常。部分"糖妈妈"还可能产后出现糖耐量异常，即血糖较正常水平高，只不过还没达到糖尿病的标准。

产后糖耐受量结果及随诊

结果类别	随诊
正常	每 3 年做一次血糖检查
糖耐量受损	每年做一次血糖检查，预防为主，降低发生糖尿病的风险
糖尿病	与医生共同制订糖尿病治疗方案

对宝宝进行随诊

研究发现，"糖妈妈"的血糖异常也会对胎宝宝产生不良影响。宝宝出生后，远期发生糖代谢异常、肥胖等的风险比一般的宝宝要高。

所以，"糖妈妈"产后随诊的同时，也要重视宝宝的随诊，以降低宝宝发生糖尿病、高血压、代谢综合征等相关疾病的风险。

产后随诊都包括哪些内容

	产后随诊的常规内容
疾病风险告知	"糖妈妈"和其后代可能是肥胖、糖尿病、高血压等代谢性疾病的高危人群。产后是这一类疾病早期预防的关键时机
体格检查	记录新妈妈在产后 6~12 周的血压、体重、腰围、体质指数、腰臀比、人体成分分析及各脏器等检查情况
监测症状和体征	有无"三多一少"（即多食、多饮、多尿、体重减轻）症状，以及烦渴和皮肤、阴道反复感染等症状
鼓励母乳喂养	母乳喂养可降低新妈妈发生 2 型糖尿病的风险；此外，母乳喂养可以降低儿童早期发生营养不良或营养过剩及将来发生肥胖、高血压、糖尿病及心血管疾病的风险
健康的生活方式和适量运动	新妈妈产后应少食多餐，增加粗粮、杂粮、豆类、新鲜蔬菜和低升糖指数水果等食物的摄入。控制油、盐、糖的摄入量，餐后适当运动，以增加机体对胰岛素的敏感性，促进糖的利用

"糖妈妈"分娩后小心 2 型糖尿病

大部分的"糖妈妈"在分娩后血糖水平可以恢复正常，但还是要进行产后随诊，因为有过妊娠糖尿病的女性日后发生 2 型糖尿病的风险高于一般人，尤其是肥胖者。

为了尽量降低今后患糖尿病的风险，在日常生活中，新妈妈应注意将体重控制在正常水平，按时进行锻炼和血糖监测。

"糖妈妈"产后要关注血脂和血糖

"糖妈妈"在产后 6~12 周，容易出现血脂异常的情况，同时高血脂也会对胰岛素抵抗产生影响，从而不利于血糖水平恢复正常。因此，"糖妈妈"在产后 6~12 周复查时，也应检查血脂及胰岛素情况。

"糖妈妈"母乳喂养

对于在孕期有过血糖高情况的新妈妈来说，不仅怀孕期间需要用饮食疗法控制血糖，在产后一段时间同样需要注意饮食。在保证自身与新生儿的营养供给前提下，注意热量、碳水化合物、脂肪等营养素的摄入量要适当，以免不利于血糖控制。

> **注意**　在母乳喂养的时候，新妈妈感到食欲大增是一个非常常见的现象。但要注意，这时候也不能随意大吃大喝。

母乳喂养对母婴健康的影响

母乳喂养不仅对宝宝的身体健康有益，对母亲也是有很大好处的。在哺乳期，母体为了产生乳汁，每天都要消耗不少的能量，在怀孕期间积攒的脂肪可以提供一些母乳喂养所需要的额外能量，所以在哺乳期，新妈妈的体重很可能会自然减轻，从而有利于新妈妈身体恢复和精神健康。

"糖妈妈"母乳喂养，不仅给宝宝提供了必要的营养和免疫力基础，还可以减少后代患糖尿病的风险。

> **注意**　母乳喂养期间，不要为了减肥而过分控制饮食，应该等到母乳喂养期后，再开始减肥。

母乳喂养的时限

母乳喂养期大约分为两个阶段：完全母乳期和辅食添加期。完全母乳期大约是宝宝诞生后的最初6个月，仅吃母乳的时期。在这一阶段，宝宝除了服用滴剂和糖浆用以补充维生素、矿物质或治病外，不喂给母乳之外的任何食物或饮料。辅食添加期会在母乳之外开始适当为宝宝添加食物。

> **注意**　在添加辅食的基础上，可持续母乳喂养到2岁甚至更长时间。

母乳喂养讲究方式方法

母乳喂养，要在怀孕期间就开始做准备，而且在哺乳过程中也要讲究方式方法。正确的母乳喂养方法，对母亲和宝宝都有很大的益处。

母乳喂养，可以在怀孕5个月左右准备起来。这时要积极地进行乳房保养，比如自我乳房按摩，每天涂精油保养乳房皮肤，穿宽松的胸罩等。

正确的哺乳姿势

1.无论是采取抱姿还是卧姿，都要保证宝宝的头略高于身体。

2.帮助宝宝含住乳头和大部分乳晕，注意给宝宝留出鼻子处的空隙，避免宝宝呛奶和窒息。

3.喂完奶后，调整宝宝的姿势，让其趴在大人的肩上，轻拍宝宝后背，拍出奶嗝后再把宝宝放下。

4.将宝宝放下时，最好让其头偏向一侧，这样可以避免宝宝在吐奶或呛咳时，将呕吐物吸入宝宝的气管，造成严重后果。

正确的哺乳方式	
哺乳前	可以轻柔地揉一揉乳房或用热毛巾敷一下，有助于刺激排乳，避免宝宝吸吮困难
哺乳时	将乳头及大部分乳晕放入宝宝口中，有助于乳汁分泌
结束前	用食指轻轻地压住宝宝的下颌，让宝宝自己吐出乳头，避免硬拽给母婴造成伤害
哺乳后	结束后，可用少许乳汁均匀涂抹在乳头和乳晕上，晾干，稍后再清洁

哺乳期的营养需求

哺乳期妈妈的营养状况是泌乳的基础，如果哺乳期妈妈摄入的营养不足，将会减少乳汁分泌量，降低乳汁的质量，并影响母体健康。

哺乳期妈妈的膳食要在一般人群膳食的基础上增加富含优质蛋白质及维生素A的动物性食物和海产品，最好选用碘盐。对于在孕期有过血糖高情况的新妈妈来说，如果产后血糖控制理想，在医生允许下，可以进行母乳喂养。如果产后血糖控制不理想，血糖持续处于较高水平甚至需要用药治疗，那么应咨询专业医师建议，慎重考虑是否进行母乳喂养，以免降糖药通过乳汁进入宝宝体内，造成宝宝低血糖。

注意　产后的情绪、睡眠等也会影响乳汁分泌。

产后恢复运动

产后，很多新妈妈的身材走了形，希望能够更快地恢复身材。由于新妈妈大多还肩负着哺乳的重任，饮食上可调整的不是太多，所以可借助运动恢复身材。

其实，产后运动是正确的。在产后半年的这段时间里，因怀孕而增加的体内脂肪还处于游离状态，未形成包裹状的难减脂肪，科学的饮食加运动，能够加快减肥的速度，降低反弹的概率。而对于曾经的"糖妈妈"来说，各种孕激素分泌恢复至原有状态，新陈代谢的速度也正处于快速恢复期，在这段时间合理的饮食和运动，能帮助血糖水平恢复正常。

不宜过早运动

新妈妈在产后适当的运动，对体力恢复和器官复位有很好的促进作用，但一定要根据自身情况适量运动。而且，产后不宜立即运动，过早地开始剧烈运动反而不利于产后恢复。在产后的一周以后，根据自身情况，可以在床上做一些简单的产后瑜伽动作，慢慢调理身体，恢复全身肌肉力量，促进盆骨恢复。

产后复查通过，可以运动了

产后在经过了 6~8 周的休养后，身体恢复已经初见成效，此时就要及时进行产后复查了。通常在产妇生产出院时，医生会叮嘱新妈妈和其家人在什么时间进行复查。新妈妈一定要遵循医嘱，特别是曾经的"糖妈妈"，产后复查尤为重要，千万不能忽视。

产后复查是非常重要的，是确认新妈妈身体恢复情况的全面检测，只有医生已经确定新妈妈身体恢复了，新妈妈才能开始系统运动，进行身材恢复。

注意 在月子期间，如果新妈妈有不适，要及时告知医生，并不一定要等到复查时。

宝宝 4 个月，妈妈可以加大运动了

宝宝 4 个月了，正常情况下，新妈妈的身体已经恢复，能够承载运动、饮食控制等各项身体恢复措施了。

不管此时的新妈妈是哺乳妈妈还是非哺乳妈妈，都可以通过适当的运动来增强腰腹部肌肉的力量了。腰腹部是新妈妈变化最大的部位，要瘦身宜先从此处开始。新妈妈可以通过每天做 10~15 个深蹲，或者 30 个仰卧起坐，来加强腰腹部肌肉的力量。

坚持有氧运动。新妈妈刚开始系统运动时，运动量不宜太大。可以把以往的有氧运动分割成 20 分钟一段，每天坚持三四次，保证每天的有氧运动时间在 1 小时左右，对瘦身非常有利。在运动方式上，新妈妈可采取散步、慢跑、游泳等，尽量使运动方式多样化，这样锻炼的部位会更加全面。

对于在孕期有过高血糖情况的新妈妈来说，运动可以帮助增加胰岛素敏感性、促进糖代谢。但是也不能忽略自我血糖监测，若血糖异常，需要及时就医治疗。

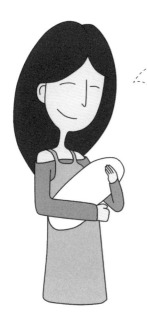

哺乳也是一种瘦身方式

坚持母乳喂养也是新妈妈瘦身的一种方式，因为宝宝吸吮母乳时，可以帮助新妈妈收缩子宫，而且母乳的分泌会消耗新妈妈的脂肪，对新妈妈瘦身很有帮助。

产后血糖还异常，该怎么办

"糖妈妈"产后不要马上放松，自我血糖监测还是要按时做的。特别是在孕期使用药物治疗的"糖妈妈"，血糖监测更不可少。发现血糖没有恢复正常后，要及时就医，采取相应的治疗方法。

控制饮食，适当运动

产后血糖仍然异常者，可以通过饮食和运动来调理。延续孕期的饮食原则：少吃多餐、粗细粮搭配、选择升糖指数较低的蔬菜和水果、清淡饮食。

运动则可以增加一些相比孕期幅度和强度比较大的有氧运动，如慢跑、骑车等，每天进行 30~45 分钟的有氧运动，可以帮助降血糖。若出现低血糖症状，应立即停止运动。

"糖妈妈"产后使用胰岛素有原则

孕期因血糖异常而使用胰岛素的"糖妈妈"，剖宫产术后禁食或未能恢复正常饮食期间，需监测血糖水平及酮体，根据监测结果决定是否应用并调整胰岛素用量。

孕期使用胰岛素者，一旦恢复正常饮食，应及时进行血糖监测，血糖水平显著异常者，应用胰岛素皮下注射，根据血糖水平调整剂量，所需胰岛素的剂量一般比孕期少。具体剂量应遵医嘱。

孕期无需胰岛素治疗的"糖妈妈"，产后可逐步恢复正常饮食，但应避免高糖、高胆固醇及高脂饮食。

产后空腹血糖"高又高"

产后空腹血糖反复高于 7 毫摩尔 / 升，可考虑为糖尿病。这时建议新妈妈到内分泌专科进行治疗。

"糖妈妈"可以再次妊娠吗

产后 1 年计划再次妊娠者，最好在计划妊娠前进行口服葡萄糖耐量试验，或至少在妊娠早期进行血糖筛查。

附录

"糖妈妈" 的药物治疗方案需个体化订制

经饮食和运动治疗后，血糖仍达不到理想状态时，必须在专业医师指导下，及时加胰岛素进行药物介入治疗。胰岛素是大分子蛋白，不通过胎盘，妊娠期应用一般不会对胎宝宝造成不良影响。

妊娠期常用胰岛素制剂和作用特点

胰岛素制剂	起效时间（小时）	达峰值时间（小时）	最大持续时间（小时）
超短效人胰岛素类似物	1/6~1/3	0.5~1.5	3~5
短效胰岛素	0.5~1	2~3	7~8
中效胰岛素	2~4	6~10	14~18
长效胰岛素	4~6	8~20	24~36

妊娠期胰岛素治疗的原则

1.经饮食和运动治疗，血糖仍不达标时，应尽早使用胰岛素治疗。

2.尽可能模拟生理状态。外源性胰岛素应模拟全天的基础胰岛素分泌及餐后胰岛素峰值。

3.剂量必须个体化。孕期胰岛素治疗剂量的个体差异极大，每个人自身胰岛素抵抗程度不同，即使同一患者在不同的妊娠阶段剂量也在变化，所以要根据孕妈妈的状态调整剂量，以免发生低血糖。

4.必须在饮食治疗的基础上进行。在胰岛素治疗期间要规律运动和进餐，同时保持情绪的相对稳定，在此基础上观察全天血糖波动的规律，从而调整胰岛素的剂量。

应用胰岛素治疗的指征

妊娠糖尿病者经饮食治疗 3~5 天后，测定 24 小时的血糖轮廓试验（末梢血糖），包括夜间血糖、三餐前 30 分钟血糖及三餐后 2 小时血糖及尿酮体。如果空腹或餐前血糖 ≥ 5.3 毫摩尔 / 升，或餐后 2 小时血糖 ≥ 6.7 毫摩尔 / 升，或调整饮食后出现饥饿性酮症，增加热量摄入后血糖又超过孕期血糖控制标准者，应及时加用胰岛素治疗。

妊娠期胰岛素治疗方案及选择

较符合生理要求的胰岛素治疗方案为：基础胰岛素联合餐前超短效 / 短效胰岛素。基础胰岛素的替代作用能够达 12～24 小时，而餐前胰岛素能快起快落，控制餐后血糖。根据血糖监测的结果，选择个体化的胰岛素治疗方案。

1.基础胰岛素治疗：选择中效胰岛素睡前皮下注射，适用于空腹血糖高的孕妈妈，早餐前和睡前 2 次注射，适用于睡前注射中效胰岛素的基础上空腹血糖达标而晚餐前血糖控制不佳者，也可以采取睡前应用长效人胰岛素类似物。

2.餐前超短效胰岛素治疗：餐后血糖升高的孕妈妈，餐时或三餐前注射超短效或短效胰岛素。

3.胰岛素联合治疗：中效胰岛素和超短效 / 短效胰岛素联合，是目前应用较普遍的一种方法，即三餐前注射短效胰岛素，睡前注射中效胰岛素。由于妊娠期餐后血糖升高显著，一般不常规推荐应用预混胰岛素。

口服降糖药的应用

胰岛素价格较贵，使用不方便，并且要长期忍受注射之苦，导致孕妈妈的依从性差；此外还有不便于注射胰岛素的孕妈妈，所以，对于这些孕妈妈可以在专科医生的指导下选择口服降糖药来控制血糖。

目前市场上常见的口服降糖药有格列本脲、二甲双胍、阿卡波糖等。具体用何种药物、如何使用，需在专业医师指导下，根据个人实际情况决定。

1.格列本脲：主要作用于胰岛 β 细胞，刺激胰岛素分泌。与胰岛素治疗相比较，血糖控制效果一致，且几乎不通过胎盘，对胎宝宝影响小。主要优点是方便、经济、依存性好，但服用后偶有恶心、轻微头痛、低血糖等反应。

2.二甲双胍：作用靶器官为肝脏、肌肉和脂肪组织，主要降糖机制为：①增加周围组织对胰岛素的敏感性，促进组织细胞（肌肉等）对葡萄糖的利用；②抑制肝糖原的糖异生作用，降低肝糖输出；③抑制肠壁细胞摄取葡萄糖。

3.阿卡波糖：是 α - 葡萄糖苷酶抑制剂，在小肠内竞争性抑制 α - 葡萄糖苷酶，使糖的吸收减慢或减少，降低餐后血糖。